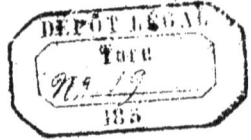

DE

L'ACTINOMYCOSE CUTANÉE

PAR

François MONESTIÉ

DOCTEUR EN MÉDECINE DE LA FACULTÉ DE PARIS
ANCIEN INTERNE DES HOPITAUX DE LILLE
ANCIEN INTERNE DE LA MATERNITÉ SAINTE-ANNE
ET DE L'HOPITAL DES ENFANTS SAINT-ANTOINE-DE-PADOUE
LAURÉAT DE L'INTERNAT, 1893
ANCIEN PRÉPARATEUR D'ANATOMIE
MEMBRE ADJOINT DE LA SOCIÉTÉ ANATOMO-CLINIQUE DE LILLE
LAURÉAT DE LA FACULTÉ LIBRE DE LILLE 1887-88, 88-89, 89-90, 91-92

ALBI

IMPRIMERIE HENRI AMALRIC

14, rue de l'Hôtel-de-Ville, 14

—

1895

DE

L'ACTINOMYCOSE CUTANÉE

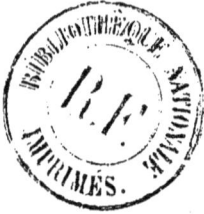

PAR

François MONESTIÉ

DOCTEUR EN MÉDECINE DE LA FACULTÉ DE PARIS
ANCIEN INTERNE DES HOPITAUX DE LILLE
ANCIEN INTERNE DE LA MATERNITÉ SAINTE-ANNE
ET DE L'HOPITAL DES ENFANTS SAINT-ANTOINE-DE-PADOUE
LAURÉAT DE L'INTERNAT, 1893
ANCIEN PRÉPARATEUR D'ANATOMIE
MEMBRE ADJOINT DE LA SOCIÉTÉ ANATOMO-CLINIQUE DE LILLE
LAURÉAT DE LA FACULTÉ LIBRE DE LILLE (1887-88, 88-89, 89-90, 91-92)

ALBI
IMPRIMERIE HENRI AMALRIC
14, rue de l'Hôtel-de-Ville, 14
—
1895

A MON PÈRE ET A MA MÈRE

Faible témoignage d'amour filial.

A MA SŒUR, A MON FRÈRE

A TOUS MES AUTRES PARENTS ET AMIS

A MONSIEUR LE DOCTEUR DERVILLE

Professeur à la Faculté libre de Lille.

A TOUS MES AUTRES MAITRES
DE LA FACULTÉ LIBRE

A MON PRÉSIDENT DE THÈSE

MONSIEUR LE PROFESSEUR FOURNIER

Membre de l'Académie de médecine,
Médecin de l'hôpital Saint-Louis,
Officier de la Légion d'honneur.

L'ACTINOMYCOSE CUTANÉE

INTRODUCTION

M. le professeur Derville observe un jour, à sa clinique, une malade qui portait sur la joue droite une lésion dont il n'avait jamais encore vu d'exemple. Après l'avoir soigneusement examinée, il se rappelle la gravure publiée par MM. Darier et Gautier, dans une observation d'actinomycose et pense immédiatement à cette maladie.

L'examen microscopique est fait par M. le professeur Augier, la nature de la maladie est démontrée, et on institue le traitement tel que nous le dirons plus tard. Nous avions le bonheur d'être présent. M. Derville émet l'idée que ce cas pourrait faire le sujet d'une thèse. Dès ce moment, nous nous mettons à l'étude sous la direction scientifique et bienveillante de notre vénéré maître, auquel nous sommes heureux d'exprimer ici notre vive reconnaissance, non seulement parce qu'il nous a inspiré une thèse, mais aussi pour l'amabilité qu'il nous a toujours montrée durant nos études.

Nous adressons aussi nos plus sincères remerciements :

A MM. les professeurs Duret, Desplats, Eustache et Augier, dont nous avons eu l'insigne honneur d'être successivement l'interne.

Nous n'oublierons jamais le plaisir que nous avons eu d'entendre leur enseignement si profondément clinique et de suivre leurs conseils toujours dictés par une grande expérience jointe à une bienveillance qui ne saurait jamais se démentir.

A tous les autres maîtres de la Faculté libre et en particulier à M. le professeur Guermonprez, qui a mis à notre entière disposition ses connaissances étendues sur l'actinomycose, nous disons merci pour les services qu'ils nous ont rendus dans l'étude parfois ardue et toujours très longue de la médecine.

Nous exprimons enfin notre vive reconnaissance à M. le professeur Fournier, qui a daigné accepter la présidence de notre thèse. Fier du grand honneur qu'il nous fait, nous osons espérer qu'il excusera notre témérité de lui avoir présenté ce modeste travail. Chacun apporte ce qu'il peut à la construction du vaste édifice de la science ; peut-être aurons-nous fait œuvre utile.

CHAPITRE PREMIER

Historique.

L'histoire de l'actinomycose a été faite d'une façon complète par plusieurs auteurs. Nous citerons en particulier MM. Bécue et Guermonprez, dans leur ouvrage sur l'actinomycose, publié à la librairie Charcot-Debove. Aussi en dirons-nous seulement quelques mots.

La première mention de cette maladie est due à Davaine (*Comptes rendus de la Société de biologie*, 1850). Il parle d'une tumeur des os maxillaires du bœuf, contenant « de petites masses d'une matière jaune, qui ne présente les caractères microscopiques ni des tubercules, ni du pus ».

Robin et Laboulbène en ont publié trois observations en 1853. Lebert, en 1857, figure les renflements en massue de l'actinomycose, sans préciser leur signification.

En 1868, Rivolta la décrit chez le bœuf et croit à une maladie parasitaire. Il inocule un chien, mais sans succès.

Hartz démontre, en 1879, qu'il s'agit d'une affection causée par un cryptogame qu'il décrit complètement et nomme actinomycès (αχτις αχτινος, rayon; μυχης, champignon).

Depuis lors, on publie de temps en temps quelque nouveau cas. En France, c'est à Lyon qu'il en a été observé le plus grand nombre. M. le professeur Poncet ou ses élèves, MM. Dor et Rochet, en ont rapporté dix.

Il est probable que les observations se multiplieront, à mesure que cette affection sera mieux connue.

Quant à nous, nous allons étudier seulement les lésions actinomycosiques de la peau et du tissu cellulaire sous-cutané. Nous insisterons particulièrement sur le diagnostic clinique et sur le traitement.

Les quatre cas d'actinomycose que nous avons observés et que nous publions, font la base de notre travail.

CHAPITRE II

Etiologie.

Nous serons bref sur l'étiologie de l'actinomycose, question si bien traitée, avec de nombreuses observations, des cultures, des inoculations à l'appui, etc., dans l'ouvrage des Drs Guermonprez et Bécue, intitulé : *Actino-mycose.*

Le *traumatisme seul,* non associé à l'infection, d'après la conclusion de ces auteurs, ne saurait être considéré comme cause de cette affection. Ils citent un grand nombre de faits dans lesquels un trauma avait précédé l'éclosion de la maladie et aucun ne leur paraît probant.

On pouvait prévoir que tel serait le résultat de l'observation clinique, le contraire nous paraissant totalement impossible. Puisque l'anatomie pathologique démontre que l'actinomycose est une affection parasitaire, le traumatisme, plaie ou contusion, ne peut être qu'une cause occasionnelle. La plaie est une porte tout ouverte que le champignon traversera aisément, s'il la rencontre. La contusion diminue la résistance des tissus et si le parasite circule dans le sang, peut-être dans le système lymphatique, quoique beaucoup d'auteurs le contestent, et en particulier Plicque, ou bien à travers les tissus comme le dit Boström, il peut, à un moment donné, rencontrer le « *locus minoris resistentiæ* » créé par le trauma, et s'y développer, alors qu'il n'avait pu le faire en un autre point de l'organisme.

C'est donc une question vidée : la traumatisme seul n'engendre pas l'actinomycose, de même qu'il ne saurait créer de toutes pièces aucune des maladies microbiennes ou parasitaires.

Il est démontré que l'actinomycose est causée par un parasite : il faut donc chercher où il vit et comment de son habitat il est transmis à l'homme.

Or, l'actinomycès se développe chez l'homme, chez le bœuf, chez le porc, sur les graminées, le blé, l'avoine et particulièrement l'orge, dans certaines prairies et enfin sur des fragments de vieux bois pourri.

1° *Il vit chez l'homme*. — La première cause d'infection est donc le contact de l'homme sain avec un sujet contaminé. Quoi de plus rationnel que de voir le champignon transporté d'un abcès actinomycosique sur une plaie, une écorchure, une éraillure d'un sujet indemne, ou bien du même sujet sur une partie non encore atteinte ? On cite le cas d'un jeune homme, porteur d'une lésion semblable, qui transmit son mal à sa fiancée par ses baisers. Il est certain aussi qu'on pourrait inoculer expérimentalement l'actinomycose à l'homme, puisqu'il est possible de l'inoculer à l'animal.

2° *Il vit chez le bœuf*. — Le bœuf contamine l'homme de plusieurs façons. La première, qui paraît la plus fréquente, c'est la contamination directe, par inoculation. Hartmann raconte (voir le tableau de la fin) qu'un jeune homme, chargé de presser les bords d'un abcès actino-mycosique développé sur la mâchoire d'un bœuf, s'ino-cula le nez en y portant ses doigts souillés de pus. Poncet nous dit qu'un homme, après avoir cautérisé la mâchoire d'un bœuf porteur d'une tumeur, sur la nature de laquelle on ne peut avoir de doute, se vit atteint lui-même de cette maladie, fréquente dans son pays et contagieuse dans l'espèce bovine.

Le bœuf peut encore donner l'actinomycose à l'homme par la viande. Souvent la lésion reste localisée ; mais parfois elle s'étend très loin, particulièrement au foie, aux poumons et à la rate. Le cas de Chiari dans lequel on trouve de l'actinomycose latente dans l'intestin (glandes de Liberkühn tapissées d'actinomycès calcifiés), semble devoir être légitimement attribué à ce mode de propaga-tion. On peut d'ailleurs admettre aussi que la viande contenant des actinomycès, si elle est consommée incom-plètement cuite, puisse laisser dans la bouche des cham-pignons qui, à la faveur d'une dent cariée surtout, ou bien d'une éraillure de la muqueuse, pénètrent dans les tissus pour s'y développer et produire, soit une lésion des mâchoires, soit, le plus souvent, une lésion cutanée. Les tueurs, les bouchers qui dépècent la viande, sont eux aussi exposés à contracter la maladie. De même les tan-neurs qui travaillent le cuir de bœuf.

3° *Il vit chez le porc.* — C'est dans les muscles du porc que Wirchow a signalé l'actinomycose. C'est donc par l'alimentation que cet animal peut transmettre la maladie à l'homme.

Le cas de M. le professeur Thiriar (voir le tableau) et celui de M. Lejeune, médecin-major, dont les sujets se nourrissaient de pain de seigle, de pommes de terre et de viande de porc, tendent à faire admettre cette étiologie.

4° *Graminées.* — Les graminées, le blé, l'avoine et en particulier l'orge, sont un terrain de culture pour les actinomycès. Le grain lui-même, sans qu'il soit d'ailleurs possible de le découvrir par l'aspect extérieur, contient le champignon. C'est ainsi que, dans beaucoup d'observations, on parle d'hommes faisant la moisson qui se sont piqués avec un épi ou qui l'ont mâché avec des dents cariées. Fischer de Kiel a rapporté, en 1890, l'observation d'un homme qui fut atteint d'abcès actinomycosique parce qu'une partie d'un épi d'orge se fixa dans sa langue, sans qu'il pût l'extraire. La paille aussi renferme parfois des actinomycès, surtout si elle est vieille et placée dans des endroits humides. Le malade de notre ami le Dr Bécue s'était infecté en mâchonnant un fétu de paille qui blessa sa gencive.

5° *Foin, prairies.* — Le foin est encore un agent de transmission. On sait que les bœufs envoyés dans les pâturages sont parfois atteints par une épidémie d'actinomycose. Tous les bœufs envoyés dans le même pâturage, l'année suivante, sont atteints à leur tour et ainsi de suite. Les premiers laissent des germes dont s'infectent les autres. L'herbe récoltée dans ces prairies est souillée par le pus s'écoulant des plaies des bœufs malades et peut infecter les hommes qui la transportent dans les granges. En 1885, Buzzi et Conti observaient un cultivateur qui mourut d'actinomycose thoracique après une maladie de douze mois, parce qu'il avait respiré de nombreuses poussières en remuant du fourrage. Dès ce moment, il commença à tousser et rien ne put arrêter le cours du mal.

6° *Vieux bois pourri.* — Müller (de Tubinge) rapporte l'observation d'une femme qui fut blessée à la base du médius par un éclat de bois. Deux ans après, il survint une tumeur et du pus qui fut reconnu actinomycosique au microscope. Le fragment de bois fut trouvé dans la lésion recouvert d'une matière molle et grisâtre qui était une culture d'actinomycose.

Il est évident que, dans tous les cas que nous avons cités, le siège de la lésion a souvent des rapports avec le mode de contamination ; mais dans tous on aurait pu voir apparaître une lésion localisée à la peau : ce qui revient à dire que l'actinomycose cutanée a une étiologie en tout semblable à celle de l'actinomycose en général.

A côté de la cause efficiente nous citerons les causes prédisposantes.

Nous avons déjà parlé longuement du traumatisme, il ne nous occupera plus.

Le sexe masculin semble prédisposé, parce que ses occupations exposent l'homme plus que la femme. C'est d'ailleurs une constatation sans importance.

La saison de l'année aurait aussi son influence. Les mois de juillet et d'août sont les plus favorables parce qu'en ces mois se fait la récolte des foins et des grains. De fait, sur nos quatre cas, le premier a commencé au mois de mai, le deuxième au mois de juillet, le troisième au mois d'août et le dernier au mois de septembre.

On trouve l'actinomycose surtout dans les pays humides parce que l'humidité est une condition favorable au développement du champignon.

Enfin elle serait plus fréquente en Allemagne peut-être parce qu'on y mange plus de porc qu'en France.

On trouverait cette affection de préférence chez les scrofuleux : ce qui est un motif pour la confondre avec certaines tuberculoses locales, sur lesquelles nous reviendrons à propos du diagnostic.

L'actinomycose de la peau n'a pas une étiologie spéciale, comme nous l'avons déjà dit, mais le mode de contagion est souvent particulier.

Le siège de prédilection de l'actinomycose cutanée est *la face* d'abord et puis *les mains*.

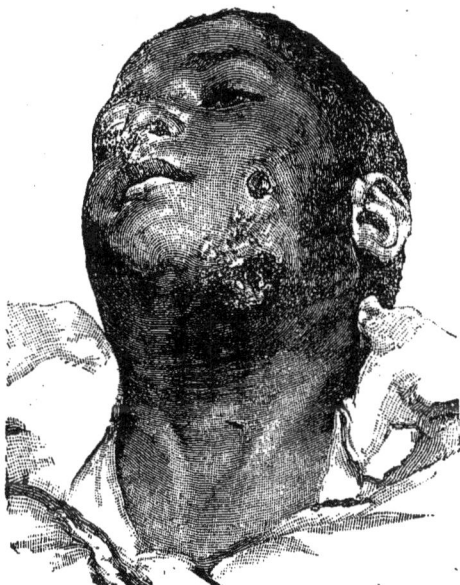

D'après une photographie artistique de M. le médecin-major
Émile Legrain.

C'est à l'actinomycose de la face que s'applique particulièrement la contagion par les graminées que mâchent les sujets et par la viande dont des parcelles séjournent dans la bouche. Une dent cariée livre passage au parasite qui s'introduit ainsi dans les tissus, y circule lentement (Boström) et bientôt prolifère dans la peau et le tissu cellulaire sous-cutané. Une éraillure de la muqueuse donne lieu au même mécanisme. Il ne faut pas oublier qu'il est souvent impossible de reconnaître la porte d'entrée ou bien l'habitat d'où est venu le parasite. Dans nos observations, nous avons trouvé des dents cariées mais nous n'avons pu découvrir l'objet contaminant.

Pour les mains, ce sont encore les graminées, le bois, la viande de boucherie, les peaux de bœuf qui portent le parasite. Une éraillure lui ouvre la voie. Souvent on ne trouve pas l'endroit par où il est entré, parce que la propriété qu'il possède de vivre longtemps dans les tissus, sans y produire aucune réaction, fait que les sujets ont souvent oublié les circonstances qui ont accompagné leur contamination.

C'est l'adulte qui est le plus souvent atteint. L'influence du sexe, de la profession, nous paraît avoir un rôle assez restreint. Si nous nous en rapportons à nos quatre cas, nous avons trois femmes pour un homme. Dans les auteurs, c'est souvent la proportion inverse. La profession de nos sujets n'a pas de relation possible avec leur maladie ; on sait pourtant que les bouviers, les moissonneurs, les palefreniers, les bouchers, peut-être les tanneurs sont plus exposés.

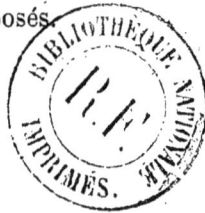

2

CHAPITRE III

Symptomatologie

On peut considérer à l'actinomycose cutanée une forme *primitive* et une forme *secondaire*. On conçoit très bien que l'affection, après avoir atteint les viscères, poumons, foie, rate, vessie, intestins, cerveau, ou bien les os, se développe sur la peau. Dans un grand nombre de cas, cette lésion cutanée secondaire n'aura aucune importance. D'autres fois, elle peut prendre le premier rang. Supposons, par exemple, un point très limité d'ostéite actinomycosique du maxillaire inférieur. La lésion peut s'étendre à la peau correspondante qui deviendra, pour ainsi dire, le point essentiel dans l'histoire clinique du malade. D'ailleurs, qu'elle soit primitive ou secondaire, l'actinomycose cutanée, qui a le temps d'évoluer, présente les mêmes caractères.

DÉBUT DE L'ACTINOMYCOSE CUTANÉE

Le sujet, sans cause connue parfois, souvent dans le cours d'une carie dentaire ou bien d'une petite blessure, après avoir mâché un épi, ou s'être égratigné avec un doigt souillé par du pus venant d'un foyer actinomycosique, particulièrement du bœuf, le sujet, disons-nous, s'aperçoit qu'en une région cutanée quelconque, en rapport avec la cause s'il en existe, se forme une grosseur mobile, arrondie, régulière, qui paraît siéger dans le tissu cellulaire sous-cutané. Notre malade de l'observation I et celle de M. Darier, la sentaient par la bouche, mais elle était nettement indépendante de la muqueuse. Dans les cas où la lésion siège au cou, l'accès en est plus difficile et à cette période elle peut passer inaperçue.

Cette grosseur n'est pas douloureuse à la pression, cependant elle donne lieu à des douleurs névralgiques qui existent dans presque tous les cas et qui sont rattachées volontiers par les malades à des douleurs dentaires. Elles ne sont pas nettement localisées, et s'étendent jusque dans la tête, témoin la malade de l'observation I, où la lésion siégeait dans la joue.

Lorsque le début est brusque, le malade croit souvent à une fluxion dentaire, surtout quand il a déjà éprouvé ces phénomènes. Au lieu de rétrocéder, au bout de quelques jours, le mal empire progressivement. Au bout d'un mois, de deux mois ou davantage, la grosseur, ayant augmenté de volume insensiblement, soulève la peau, fait de plus en plus saillie à l'extérieur, devient adhérente au derme, qui s'enflamme insidieusement, et l'ensemble de la lésion arrive peu à peu à la période d'état à laquelle le malade se décide à consulter un médecin.

PÉRIODE D'ÉTAT

Les malades atteints d'actinomycose cutanée arrivée à la période d'état, offrent à considérer des symptômes locaux et des symptômes généraux.

1° SYMPTOMES LOCAUX. — A. *Objectifs*. — Les lésions peuvent en ce moment présenter deux aspects différents : forme *gommeuse*, forme *anthracoïde*. Ces deux formes se distinguent entre elles par les deux caractères suivants : l'une, la forme gommeuse, présente des cavités rappelant les gommes tuberculeuses ou syphilitiques, contenant du pus en quantité notable et s'ouvrant chacune par un petit nombre de fistules ; l'autre, la forme anthracoïde, présente des fistules en très grand nombre par lesquelles s'écoule très peu de pus qu'on ne trouve nettement collecté en aucun point. La lésion a l'aspect d'un crible. C'est la première forme que nous avons particulièrement observée et sur laquelle nous allons baser notre description générale.

Le tégument est devenu d'abord rosé, puis rouge et enfin rouge vineux. Il s'est aminci, il est luisant, et par places s'ouvrent des fistules qui laissent suinter du pus, mais en très petite quantité. Les unes se ferment au bout d'un certain temps, d'autres persistent, tandis qu'il s'en forme de nouvelles. Peu à peu le mal progresse à la périphérie ; souvent même on voit une fistule isolée s'ouvrir en un point éloigné du siège primitif, parce que c'est dans la profondeur, dans le tissu cellulaire sous-cutané ou intermusculaire, que la lésion s'est étendue de proche en proche, pour aller éclore ailleurs et devenir un nouveau centre de suppuration. Il est possible que, par ce mécanisme, une région cutanée assez vaste, toute une joue, par exemple, devienne le siège de nombreuses fistules qui la transforment en écumoire.

L'épiderme des régions atteintes desquame en fines lamelles surtout sur les bords. On voit çà et là des croûtelles noirâtres, formées par du pus concrété et du sang desséché, décollées sur les bords, adhérentes au centre, oblitérant une fistule. Peu à peu, elles se détachent seules (on peut d'ailleurs les enlever sans difficulté, et rétablir ainsi la perméabilité de la fistule oblitérée). C'est alors qu'on peut voir saillir, par les orifices, des bourgeons charnus, gélatiniformes, demi-transparents, translucides, mollasses. Dans l'observation II, à la suite du traitement ioduré, nous avons pu voir ces bourgeons très nombreux

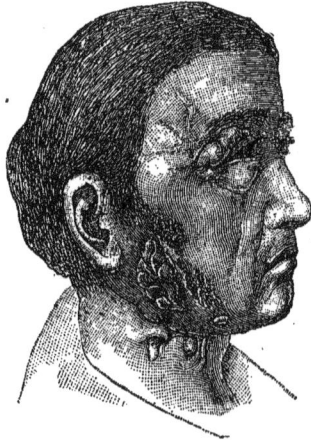

Gazette hebdomadaire de méd. et de chir., 1893, p. 40.
(Dr L. Dor, de Lyon.)

faire saillie et former à la surface de la lésion comme une crête de coq. Souvent c'est sur un point légèrement surélevé que se trouvent ces croûtelles, de sorte que l'ensemble de l'affection est mamelonné. Ce sont des saillies nombreuses séparées par des sillons.

On distingue des sillons de deux ordres : les uns sont petits, peu profonds, ce sont les plus nombreux ; d'autres, au contraire, sont beaucoup plus accentués, et séparent entre eux des mamelons plus gros formés par une réunion de petits.

Les bords sont presque toujours saillants et se séparent assez nettement des parties saines.

Tel est l'aspect général des lésions de l'actinomycose cutanée que décrivent la plupart des auteurs et que nous avons d'ailleurs constaté nous-même dans les cas offerts à notre observation, mais il y a un autre signe très important présenté par la peau des régions malades.

M. le professeur Derville l'a découvert le premier ; du moins nous ne l'avons vu signalé par aucun des auteurs que nous avons consultés ; il nous l'a montré dans tous les cas que nous avons observés, toujours très net, facile à voir : nous dirions volontiers qu'il est pathognomonique quand il existe, vu qu'on ne l'a jamais décrit, croyons-nous, dans d'autres lésions.

On remarque donc, parsemés çà et là, des *points particuliers* dont voici les caractères :

1º Ils tranchent par leur coloration sur l'ensemble de la lésion. Ce sont des taches plus ou moins foncées selon que la coloration générale est plus ou moins accentuée. Si l'ensemble est pâle, les taches sont d'un rouge bleuâtre, violacées. La teinte de la masse est-elle plus foncée, les taches prennent une coloration noirâtre, ardoisée.

2º Leur grandeur varie des dimensions d'une lentille à celles d'une tête d'épingle, leur forme est régulièrement arrondie ou non. Au centre, on peut voir un point blanc ressemblant à un point de folliculite.

3º L'épiderme à leur niveau paraît recouvrir immédiatement les bourgeons charnus et l'aspect translucide que prend la lésion à ce niveau tiendrait justement aux rapports intimes de l'épiderme et des fongosités mollasses qui forment la masse actinomycosique.

Ces taches paraissent correspondre, en d'autres termes, à des points où la paroi de la poche abcédée est le plus mince. Ce qui vient encore à l'appui de cette opinion, c'est que plusieurs fois nous avons vu se former en ces points des fistules.

L'importance de ces taches nous a été démontrée particulièrement dans les deux cas suivants :

Dans le premier (Obs. IV), après avoir recueilli le pus avec soin, de la façon que nous dirons plus loin, et l'avoir donné à M. le professeur Augier pour en faire l'examen microscopique, nous fûmes étonné de la réponse négative que nous donna notre maître, après de longues et minutieuses recherches. Mais les taches que nous venons de signaler existaient avec l'ensemble de leurs caractères. M. Derville maintient son diagnostic et prie M. Augier de vouloir bien recommencer son examen. M. Augier le fait sans conviction et il est tout étonné de trouver enfin l'actinomycès tant désiré : il était peu développé ; toutefois il présentait assez nettement les caractères classiques : touffes d'actinomycès, filaments intriqués dans tous les sens, plusieurs avec des renflements piriformes : bref, le diagnostic clinique était confirmé.

Le deuxième cas est négatif : il nous paraît être, à cause de ce caractère même, la confirmation de la valeur diagnostique des taches sur lesquelles nous insistons.

Il s'agissait d'un dragon porteur, au niveau du maxillaire inférieur, d'une lésion que M. le professeur Guermonprez croyait être de l'actinomycose. Or, on sait toute la compétence de notre savant maître sur ce sujet, témoin les nombreux mémoires qu'il a écrits et notamment le travail d'ensemble qu'il a publié en collaboration avec notre ami le Dr Bécue. Il l'envoie à M. Derville, croyant fournir un nouveau cas pour notre thèse. Voici un court résumé de l'histoire clinique de cet homme :

Le nommé D..., âgé de 23 ans, employé de banque, fait actuellement son service militaire depuis 18 mois. (C'est au mois de mai 1895 que ce malade fut examiné.) Il y a trois à quatre mois, il ressentit des douleurs de dents, puis au niveau du siège de la douleur survint peu à peu une grosseur, dont le volume alla progressivement en augmentant, jusqu'à ce que, au bout d'un mois, elle donna issue par une fistule à du sang et à du pus. Une injection d'eau phéniquée suffit à fermer l'orifice. Deux mois après survenait une deuxième fistule avec un écoulement semblable; le malade avait de temps en temps des douleurs, la peau était rougeâtre, on pouvait légitimement penser à l'actinomycose; mais les taches étaient absentes : aussi M. Derville porta un diagnostic négatif. Toutefois, on envoie du pus à M. Augier, lui laissant croire d'ailleurs qu'il s'agit d'un cas cliniquement diagnostiqué actinomycose. Il cherche en vain : pas de champignon. Il multiplie ses examens, se rappelant qu'on en trouve alors qu'on s'y attend le moins : c'est toujours sans résultat. Le microscope une deuxième fois confirmait le diagnostic clinique, dans un cas où l'on pouvait facilement faire erreur.

Ces deux faits démontrent donc combien il est utile de rechercher l'absence ou la présence de ces taches et quel compte l'on doit en tenir.

L'examen des lésions par le *palper* est aussi très important.

On peut distinguer deux zones : une *centrale* et super-ficielle, l'autre *périphérique* et profonde.

La première correspond à la portion saillante. Elle est mollasse, légèrement élastique, douce au toucher. En somme, elle donne la sensation d'une peau très amincie, soulevée par des fongosités. Dans cette partie centrale seule se forment les fistules. On peut avoir en certains points une sensation de fluctuation, quelquefois même cette sensation s'étend d'un bord de la tumeur à l'autre, mais elle n'est jamais bien nette et rappelle toujours plus ou moins les fongosités.

La deuxième zone entoure la première de toute part, la limite à sa partie profonde et lui sert de base d'implan-tation. Elle est très résistante, d'une dureté ligneuse. Elle déborde de un à deux centimètres le contour de la portion centrale et atteint une épaisseur d'environ un demi-centi-mètre à un centimètre. Elle paraît parfois adhérer aux parties profondes, mais dans nos trois premières obser-vations, nous avons pu nous assurer particulièrement, après que le traitement l'avait un peu ramollie, qu'elle était limitée au tissu cellulaire sous-cutané. Cette partie indurée ne fait pas saillie au-dessus des voisines ; la colo-ration en est un peu moins accusée qu'au centre.

Nous avons dit que nous étions en présence de lésions suppuratives. Il s'agit toutefois d'un pus tout particulier, à caractères bien tranchés.

Il faut donc recueillir ce pus d'abord et l'analyser ensuite.

1° *Le recueillir*. — Il est en si faible quantité qu'on ne saurait prendre trop de précautions. S'il existe des fistules, voici la manière de procéder. On prend un tout petit tube de verre, 4 centimètres de long et 4 millimètres de diamètre, par exemple. On le place juste au-dessous d'une fistule et alors, au moyen d'une douce pression qui est parfois légèrement douloureuse, on fait sourdre des gouttelettes de pus. On voit sortir un liquide séro-purulent, contenant quelques parties solides et bientôt mélangé de sang.

S'il n'y a pas de fistules, on peut faire une ponction au bistouri, sur les parties qui semblent le plus fluctuantes. On sera parfois assez heureux pour avoir une ou deux gouttelettes jaunâtres, souvent on n'aura que du sang pur. Surprise des praticiens qui, croyant à un abcès froid, ont incisé, après avoir affirmé la présence d'une collection suppurée, qu'une simple ouverture allait vider et guérir.

2° *L'analyser*. — On a donc recueilli le pus : la partie liquide descend au fond du tube, la partie solide adhère plus ou moins aux parois. Si on l'examine par transparence, surtout après avoir attendu vingt minutes ou une demi-heure, on aperçoit de petits grains jaune soufre, brillants, quelquefois d'un blanc jaunâtre, de la grosseur d'une petite tête d'épingle, parfois comme la pointe, de sorte que la loupe est nécessaire pour les voir nettement. Ces grains ne sont autre chose que des touffes d'actino-mycès.

B. *Subjectifs*. — Les signes subjectifs se réduisent à peu près à un seul : c'est la *douleur*. Elle peut être spontanée ou provoquée. La douleur spontanée est elle-même intermittente ; c'est-à-dire qu'il y a des périodes d'accès et des périodes d'accalmie.

Il suffit de penser à l'évolution de la maladie, aux fistules qui se forment de temps en temps, pour comprendre que le sujet peut éprouver des douleurs lancinantes, très pénibles, continues, troublant le sommeil et l'appétit, pendant la période de formation, de même qu'un phlegmon ou un panaris sont très douloureux jusqu'à ce qu'ils soient ouverts. Une fois que la fistule communique avec l'extérieur, la douleur cesse pour recommencer dans quelques jours, lorsqu'il s'en formera une nouvelle (Obs. I).

La douleur est provoquée par la pression, mais en général elle est assez légère, car il s'agit de tissus d'une vitalité très restreinte. D'ailleurs, l'inflammation étant chronique et la lésion étant criblée de fistules, il n'y a aucun motif de douleur provoquée sauf au moment où il existe une douleur spontanée, dont l'intensité est fortement accrue par la pression.

2° Symptomes généraux. — L'actinomycose cutanée, moins sans doute que celle des viscères, est une affection débilitante. Il est d'ailleurs probable qu'elle atteint assez souvent des organismes déjà délabrés qui ne demandent qu'à être poussés pour déchoir encore.

Par elle-même cette affection a un retentissement néfaste sur toute l'économie soit directement, soit indirectement.

Il est certain que l'actinomycès doit emprunter à l'organisme les matériaux nécessaires à sa nutrition; mais surtout doit-il y déposer des résidus nutritifs qui sont repris par le sang et qui, sans doute, exercent leur action néfaste.

Une cause plus puissante de débilitation, c'est l'action indirecte.

Les sujets souffrent, avons-nous dit ; ils ont quelques jours de repos précédés et suivis d'autant de jours de douleur, pendant lesquels ils ne dorment pas, ils ne mangent pas. En même temps, ils éprouvent de la *fièvre*. Ils

se plaignent de céphalée, leur langue est saburrale, et
peu à peu leurs forces dépérissent (Obs. I et II). Aussi
voit-on ces sujets maigrir progressivement et arriver à un
état de dépérissement tel que, dans les cas les plus gra-
ves, il peut aboutir à la mort (Kaposi-Wiener medicinisch
Vochenshrift, 1887).

Le *moral* de ces malades est parfois encore plus atteint
que le physique.

Porteurs d'une lésion qu'on leur avait déclarée peu
grave, curable par un coup de bistouri ou un petit râcla-
ge, ils ont vu leurs espérances trompées. A une ouverture
en a succédé une autre, et ainsi de suite jusqu'à atteindre le nombre quinze, dans un cas que nous avons
observé, toujours sans résultat (Obs. II). On cherchait du
pus et il n'en sortait pas ; « c'est qu'il n'était pas encore
collecté, on s'est un peu trop pressé d'ouvrir, mais il n'y
a aucun inconvénient ; la douleur va se calmer et plus
tard une deuxième ouverture fera toute l'affaire ». C'est
ainsi que le praticien parle à son client tout en étant très
embarrassé, et la lésion ne guérit pas. Vous verriez alors
ces malades, qui désirent tant se débarrasser d'un mal
désagréable souvent au point de vue esthétique, minant
leur santé, désespérer enfin d'arriver au bout des souf-
frances que leur cause une lésion en apparence insigni-
fiante.

ÉTAT DES GANGLIONS

Il est dit dans tous les auteurs que les ganglions sont
indemnes. Nous ne saurions souscrire à cette opinion. Si
nous n'avons pas la preuve formelle que le système lymphatique peut être infecté, les cas que nous avons obser-

vés permettent le doute et certainement demandent de nouvelles recherches sur ce point. Dans tous, en effet, nous avons trouvé des ganglions, ils étaient légèrement tuméfiés, indolores, peu nombreux, mais leur existence en des points où l'on ne peut apprécier leur présence quand ils sont normaux, ne saurait être mise en doute.

Dans un cas, les ganglions indurés étaient symétriques quoique la lésion fût unilatérale. Dans deux autres, on trouvait un ganglion correspondant à la lésion. Après une incision au bistouri, l'un d'eux a disparu. Dans un dernier cas, un seul ganglion existait et il était du côté opposé au mal.

L'adénite n'est donc pas constante, mais peut-on dire qu'elle n'existe pas ou qu'elle n'a pas de rapport avec l'actinomycose? Encore une fois, il est au moins permis d'en douter. D'autre part, voici comment Emmerich Ulmann explique les lésions ganglionnaires observées :

« La suppuration des nodules actinomycosiques, qui n'est d'ailleurs pas constante chez l'homme, n'offre rien de spécifique. Dans les cultures faites avec le pus actinomycosique, l'auteur trouve le staphylocoque doré ou d'autres schizomycètes qui sans doute se développent en même temps que l'actinomycès ou après lui, dans le point où il végète, point de moindre résistance. Aussi les ganglions engorgés ne le sont-ils pas spécifiquement parce qu'on n'y trouve pas l'actynomycès, mais seulement des microcoques *(Uber actinomycose :* Dr Emmerich Ulmann. *Wiener med. Presse, 1888).*

Marche. — Durée. — Terminaison.

La *marche* de la maladie est essentiellement *chronique*. Ce n'est que peu à peu, lentement, que s'établissent les lésions dont il est difficile de fixer le début. Dans un cas cependant, c'est du jour au lendemain que le sujet a été atteint d'une grosseur au niveau du maxillaire, après avoir passé une nuit dans une grange. Il affirme que la veille il n'existait aucune tuméfaction. Malgré cette rapidité du début, l'évolution n'en a pas moins été celle d'une affection chronique (Obs. IV). Aussi faisons-nous des réserves sur les dires du malade.

La durée est illimitée, puisque l'actinomycose n'a aucune tendance à la guérison spontanée. Si un traitement approprié ne vient pas arrêter son développement et amener sa rétrocession, elle se prolonge jusqu'à la mort, qui peut arriver, soit par une maladie intercurrente, soit par une complication viscérale, soit enfin par un épuisement progressif, un amaigrissement continu et une cachexie finale.

Mais, grâce à un traitement bien dirigé, on obtient la guérison, plus ou moins rapide, douteuse par le traitement chirurgical, certaine, croyons-nous, par le traitement médical, qui a l'inconvénient d'être plus long.

Le *pronostic* de cette affection, grave avant l'antisepsie, amélioré par suite des succès obtenus par les chirurgiens, est devenu bénin aujourd'hui. Le seul écueil, c'est le diagnostic ; or, il est toujours possible de le faire si l'on connaît bien la symptomatologie. L'actinomycose cutanée doit rentrer dans la classe des affections connues et curables.

CHAPITRE IV

Diagnostic.

La rareté de l'actinomycose cutanée, l'absence de signes cliniques pathognomoniques ont fait méconnaître un grand nombre de cas non seulement par les praticiens, mais aussi par des maîtres de la science. Un grand nombre de ces cas passés inaperçus sont traités comme des abcès tuberculeux, ou des gommes syphilitiques.

M. Poncet fait remarquer l'hybridité des signes physiques, le mélange de lésions inflammatoires et néoplasiques. Les malades font penser à une lésion scrofulo-tuberculeuse ; mais en plus, ils donnent l'apparence de maladies qu'on n'a pas l'habitude de voir (*Province médicale*, 1883, page 238). Voilà un signe diagnostique de valeur assurément pour un clinicien très expérimenté qui a pu analyser un grand nombre de cas dans tous leurs détails, mais pour un praticien, même instruit, il ne présente qu'un bien moindre intérêt ; et ce qui montre le bien fondé de cette opinion du savant professeur de Lyon, c'est que, dans le cas de MM. Darier et Gautier, M. le professeur Fournier lui-même avait cru se trouver en présence d'un lupus de forme rare. L'examen microscopique, fait par M. Darier, démontra qu'il s'agissait d'actinomycose.

Tilanus rapporte l'histoire d'une jeune dame qui portait à la joue gauche une lésion, diagnostiquée d'abord syphilitique, puis épithéliomateuse, puis tuberculeuse et enfin actinomycosique, grâce au microscope. Ces exemples prouvent surabondamment combien est difficile le diagnostic des lésions cutanées de l'actinomycose.

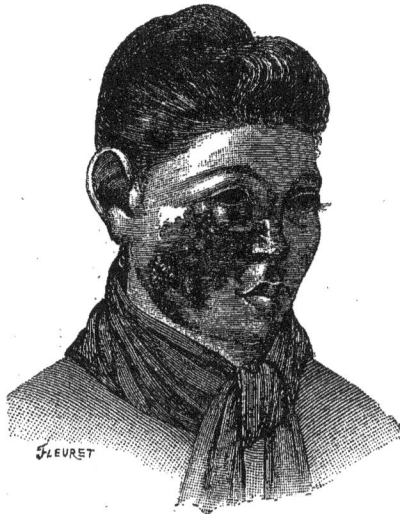

D'après la photographie du mémoire de MM. Darier et Gautier.

N'y a-t-il donc aucun signe qui puisse au moins mettre sur la voie ?

M. Poncet parle de la multiplicité des fistules, M. Rochet de Lyon insiste sur l'aspect lisse et uni des lésions, à l'encontre des auteurs allemands, qui décrivent des sillons et des bosselures. M. Meunier de Tours s'appuie sur la dureté toute spéciale de la tumeur (Académie de médecine, séance du 14 mars 1893).

M. Taburet (Thèse de Bordeaux, 1893) pense qu'on ne saurait diagnostiquer les foyers d'actinomycose non encore ouverts à l'extérieur, que par une ponction exploratrice qui montrerait les grains caractéristiques dans le pus retiré. Dans les autres cas, le microscope seul peut établir un diagnostic ferme. Pour nous, le diagnostic repose sur l'ensemble des symptômes que nous avons déjà décrits : rougeur foncée de la peau, saillie de la lésion, nodules multiples, sillons nombreux, quoi qu'en dise M. Rochet, induration profonde et très nette, nombreuses fistules, etc. Mais il existe deux signes qui nous paraissent primer tous les autres.

Le premier, décrit par tous les auteurs, c'est l'examen macroscopique et microscopique du pus. Peut-être n'entrent-ils pas dans tous les détails nécessaires à cet examen. Aussi allons-nous y insister encore une fois.

Pour bien recueillir le pus, il faut avoir un tube étroit en verre. Après l'avoir stérilisé par la chaleur, si l'on veut faire des cultures, on l'applique au-dessous d'une des nombreuses fistules. On presse doucement le long des trajets et l'on voit sourdre alors quelques gouttes d'un pus séreux, mal lié, contenant du sang et parfois même composé de sang presque pur. Remarquons la rareté du pus et son caractère séro-sanguinolent qui doivent toujours faire penser à l'actinomycose. Le pus s'étale sur les parois du tube. Alors, surtout si l'on a soin d'attendre vingt minutes environ, on voit se détacher nettement des points jaunâtres, brillants, quelquefois blanc jaunâtre, gros comme une petite tête d'épingle. Examinés au microscope, suivant la technique connue, ces points sont reconnus formés par des actinomycès.

Mais il faut un microscope, que tous les praticiens sont

3

encore loin de posséder ; mais les points particuliers sont parfois absents de pus et l'on serait tenté d'abandonner son diagnostic, ou bien de faire des recherches microscopiques non persévérantes, ce qui peut faire commettre des erreurs (Voir obs. IV).

Le deuxième signe, non encore décrit, que nous avons trouvé si net dans nos observations, nous semble peut-être plus précieux cliniquement que les caractères du pus, car il existe, même alors qu'il n'y a pas encore de fistule (il faut dire pourtant que les taches précèdent de peu de temps les fistules dont elles sont, d'après ce que nous avons vu, les signes avant-coureurs), et par conséquent doit éviter la ponction exploratrice dont parle M. Taburet, ponction qui n'offre aucun danger sans doute, mais qui est au moins douloureuse et souvent peu sûre, vu la faible quantité de pus que contiennent ces lésions. Il est vrai que beaucoup de praticiens, croyant à un abcès froid, ont porté le bistouri sur le mal et ont par ce moyen obtenu le pus caractéristique. Mais ce coup de bistouri qui peut-être avait peu d'inconvénient lorsque le traitement chirurgical était le seul dirigé contre l'actinomycose de la peau, nous paraît aujourd'hui au moins inutile, sinon nuisible, car il prédispose aux cicatrices vicieuses. C'est en effet le traitement médical que nous employons, comme nous l'exposerons plus loin, et avec un plein succès.

Quand donc on trouvera sur une lésion cutanée, de coloration rouge vineux, *des points ardoisés, ou bien quelquefois d'un rouge bleuâtre, disséminés, de la grandeur d'une lentille, tantôt circulaires, tantôt allongés comme un coup d'ongle, demi-transparents, laissant soupçonner au-dessous de l'épiderme aminci une substance gélatineuse,* quand on verra ces points par où se feront les fistules, on peut, d'après les quatre cas observés par M. le professeur Derville et rapportés plus loin, porter presque à coup sûr le diagnostic d'actinomycose. Ce signe, constant dans nos quatre cas, demande sans doute à être encore confirmé par de nouvelles observations ; mais, jusqu'à preuve du contraire, nous lui attribuons une assez grande valeur diagnostique. Il nous semble qu'avec ces moyens de diagnostic, il devient facile de reconnaître l'actinomycose de la peau. Pourtant, il est utile de dire un mot des lésions avec lesquelles elle a été le plus souvent confondue.

L'*adénite suppurée tuberculeuse*, qui entraîne par conséquent des lésions cutanées, rougeur, fistules, etc., se rapproche de l'actinomycose. L'adénite siège dans les ganglions que nous avons trouvés tuméfiés dans nos cas mais jamais suppurés. D'ailleurs, l'induration est moindre et l'on n'a jamais la dureté ligneuse que l'on perçoit à la périphérie des nodules actinomycosiques. M. Rochet les distingue, avons-nous dit, par la présence d'une lobulation dans l'adénite, et son absence dans l'actinomycose. Pour nous, cette différence n'existe pas. Mais on peut dire que chaque ganglion suppuré a sa fistule, tandis qu'elles sont multiples sur un nodule actinomycosique. D'ailleurs, s'il n'y a pas de fistule, on aura de la fluctuation nette dans un cas (adénite) et une sensation de résistance élastique dans l'autre. Les caractères du pus sont intéressants à considérer. Dans l'adénite tuberculeuse, le pus est mal lié et présente des grumeaux blancs, quelquefois très petits, que, à un examen superficiel, on pourrait prendre pour des grains d'actinomycose. Mais ils en diffèrent par leur volume, en général plus gros, et par leur coloration, qui est d'un blanc grisâtre et non jaunâtre.

Nous signalerons aussi, en passant, le cas d'une jeune

fille que nous avons observée. Elle portait une ulcération
à la région sous-maxillaire et avait employé une pommade
à l'iodoforme. On trouvait des grains jaunes dans le pus,
et le microscope a été nécessaire pour trancher la question.

Le diagnostic différentiel d'avec la *gomme tuberculeuse*
nous paraît assez simple, et pourtant la confusion a été
faite. Au début, il peut être parfois difficile de porter un
diagnostic sûr ; mais alors on est rarement consulté, et
d'ailleurs, il n'y a aucun inconvénient à ne pas intervenir.
Une fois la caséification arrivée, la gomme est fluctuante,
non indurée, et surtout ne présente pas les taches ardoisées de M. Derville. Ouverte, la gomme est formée d'une
cavité communiquant à l'extérieur par un orifice unique,
à bords amincis, largement décollés, sans bourgeons
gélatiniformes. Elle est entourée d'une zone violacée,
uniforme. Elle ne rappelle en rien l'actinomycose. De
plus, la gomme est parfaitement indolente ; nous con-
naissons, au contraire, les douleurs de l'actinomycose.

Le *lupus*, dans ses formes classiques, ne paraît guère
pouvoir prêter à l'erreur. Mais certaines formes à type
anormal seraient dans la possibilité d'amener une confusion : tel, par exemple, le cas de M. le professeur Fournier. Peut-être dans ce cas les taches auraient permis le
diagnostic. Dans ces formes anormales, on rencontre aussi
parfois des fistules multiples, la marche en est rapide
souvent. On n'évitera l'erreur qu'en recherchant les
grains jaunes et en faisant l'examen microscopique.

Une erreur fréquente, c'est de prendre l'actinomycose
pour un *abcès froid*. Un peu d'attention suffira pour faire
le diagnostic. Quand on a deux zones, une d'induration
profonde et l'autre de mollesse élastique, c'est de l'actino-

mycose ; dans l'abcès froid, on a de la fluctuation, et c'est tout. Ne pas oublier encore les taches ardoisées.

Les *gommes syphilitiques* ont été d'autant plus aisément confondues avec les nodules actinomycosiques qu'un même traitement interne leur est applicable, et contrairement à M. Taburet, nous dirons par conséquent que le traitement est loin d'être, dans ce cas, une « pierre de touche ». Les antécédents, une évolution rapide, l'ouverture unique et circulaire de la gomme, les bords taillés à pic, le fond grisâtre ou jaunâtre, la cicatrisation précoce, la connaissance d'accidents syphilitiques antérieurs ou concomitants, la trace de lésions manifestement syphilitiques, tels sont les signes cliniques qui nous font porter le diagnostic de gommes syphilitiques.

On a fait aussi le diagnostic différentiel avec l'*épithéliome cutané*. En général, on ne confond pas ces deux lésions. Surtout nous n'admettons pas que l'infection du système ganglionnaire fasse le diagnostic, car très souvent dans l'épithélioma cutané les ganglions sont absolument sains ; inversement, dans nos cas d'actinomycose, ils nous ont paru souvent malades par pure coïncidence peut-être, mais encore faut-il compter avec ces coïncidences.

Le *sarcome périostique* des mâchoires pourrait plutôt donner lieu à confusion, lorsqu'il arrive à ulcérer la peau. Mais, si l'on réfléchit que la lésion n'est pas dans la peau, que celle-ci est malade par compression, qu'elle se détruit par gangrène, faute de nutrition, qu'elle glisse sur la tumeur, on ne confondra pas avec une lésion actinomycosique cutanée.

Le sarcome retentit plus vite sur l'état général ; enfin, il ne présente ni clapiers, ni fistules, à l'inverse de l'actinomycose.

Quelques auteurs font le diagnostic avec le *rhinosclérome*. L'erreur nous semble difficile. Le rhinosclérome
est une maladie rare dans nos pays, qui débute par le nez
et envahit ultérieurement la lèvre supérieure et les régions
voisines, les fosses nasales et le larynx. Il est formé de
nodules d'une dureté remarquable qu'on a comparée à
celle de l'ivoire, mais on n'y voit guère les ulcérations ni
les fistules qui accompagnent l'actinomycose. Enfin, le
rhinosclérome est une maladie aphlegmasique. Aussi ne
le signalons-nous que pour mémoire : la confusion avec
l'actinomycose n'est pas possible.

Quant au *fongus du pied*, ou *pied de Madura*, il est
certain que sa ressemblance avec l'actinomycose est très
grande tant au point de vue clinique qu'au point de vue
histologique. Son parasite, le mycetoma, décrit par Van-
dick Carter (1886), présente avec l'actinomycose plus d'un
point de similitude. L'avenir dira si ces deux maladies
doivent être identifiées.

CHAPITRE V

Anatomie pathologique.

Ce chapitre comprendra l'étude microscopique du pus
et celle des lésions que le parasite produit dans le tissu
cellulaire sous-cutané.

1° *Le pus*. — Il doit être examiné au double point de
vue des cellules qu'il contient et du parasite. Si on place
une partie de ce pus sous le champ du microscope, on
y voit des cellules qui ont subi la dégénérescence granulo-
graisseuse. Elles ne sont certainement pas spécifiques,
mais, quand on les rencontre dans un pus ayant les
caractères macroscopiques que nous avons déjà signalés,
il faut s'attendre à trouver l'actinomycès. C'est alors qu'on
peut employer les diverses méthodes de coloration décrites
dans l'ouvrage de MM. Guermonprez et Bécue, et particulièrement la méthode de MM. Lemière et Bécue, dont
le but est de détruire par l'éther et la potasse concentrée
tous les éléments figurés, sauf le champignon qu'ils colorent ensuite à l'éosine. On voit, par ce moyen, la masse
centrale des gazons colorée en rouge vif, et les massues
en rose ou jaune pâle. On peut ainsi conserver les prépa-
rations. Il ne faut pas oublier que l'examen microscopique de l'actinomycose humaine est difficile.

2º *Lésions des tissus*. — Cornil et Babès décrivent ainsi l'action du parasite :

« Une fois fixé au sein d'un tissu, l'actinomycès provoque une prolifération et une hypertrophie cellulaires aboutissant à la formation d'un nodule dont la structure rappelle le sarcome. Tout autour de ce noyau, le tissu conjonctif prolifère et amène la formation d'une barrière conjonctive qui tend probablement à limiter le mal.

« Les cellules les plus internes, alors en contact avec le champignon, subissent la dégénérescence granulo-graisseuse, se détruisent, et à leur place il se forme une collection liquide; les vaisseaux laissent sortir par diapédèse des globules blancs et à un moment donné il se forme un abcès miliaire au centre duquel se trouve l'actinomycès, sous forme d'un grain jaune; plusieurs actinomycès, situés les uns à côté des autres, occasionneront la formation d'un gros abcès. »

La description des lésions cutanées actinomycosiques à la période d'état nous a été communiquée par M. le professeur Augier, qui a bien voulu pratiquer l'examen microscopique dont voici le résultat : « L'examen des coupes pratiquées sur les fragments de peau enlevés au centre de la lésion montre les altérations suivantes. L'épiderme est sain. Le derme est entièrement infiltré par des éléments embryonnaires et extrêmement vasculaire. Les vaisseaux capillaires sont très friables, car ils sont dilatés dans un grand nombre de points. Par leur rupture, ils ont donné naissance à des infiltrations hémorrhagiques irrégulières et diffuses très nombreuses. Les amas de leucocytes sont surtout volumineux; ces éléments sont particulièrement tassés autour des vaisseaux. Ils forment dans leur voisinage une gaîne épaisse de cellules très

rapprochées les unes des autres. Les éléments glandu-
laires et pileux ont entièrement disparu sur toutes les
coupes. C'est à peine si l'on aperçoit çà et là quelques
restes minimes de glandes sudoripares. Il n'y a en aucun
point une tendance à l'organisation fibreuse, c'est-à-dire
à l'évolution des éléments infiltrés dans le sens du tissu
conjonctif adulte. Pas de structure anatomique, rappelant
des nodules, soit tuberculeux, soit gommeux, pas trace de
foyer nécrosé. En somme, les coupes ressemblent tout à
fait à celles des bourgeons charnus d'origine récente,
avant la phase d'organisation conjonctive. On n'y trouve
pas de grains actinomycosiques, quoique les produits de
sécrétion aient donné un résultat incontestable. L'examen
a été pratiqué sur des éléments durcis dans l'alcool absolu
et colorés au carmin et au picrocarmin.

Sur les coupes, après action de l'alcool, nous n'avons
pas retrouvé l'infiltration graisseuse extrêmement pro-
noncée des éléments cellulaires à l'état frais.

L'examen microscopique de ce tissu suffit à faire écarter
l'idée de tuberculose. Sa structure ne rappelle en rien
celle des fongosités ; pas de cellules géantes, pas de points
nécrosés.

Dans la zone d'induration on trouve de nombreux vaisseaux (Taburet).

Le système lymphatique paraît indemne (Plicque).
Nous avons dit que les ganglions étaient souvent malades,
mais par infection secondaire, selon toute probabilité.

CHAPITRE VI

Traitement.

Le traitement de l'actinomycose cutanée peut être *chirurgical, médical* ou *mixte*.

Le premier en date est le *traitement chirurgical*. Alors qu'on ne portait pas de diagnostic, que l'actinomycose était prise pour des gommes tuberculeuses, pour de l'épithélioma ou du lupus, etc., on portait le fer et le feu dans la lésion. La méthode antiseptique est bien faite pour encourager ces entreprises. De fait, on a eu des succès. Quand les lésions étaient peu étendues, on arrivait à tout enlever et la guérison était certaine. Par contre, il arrivait souvent qu'on ne pouvait atteindre le mal jusqu'au fond de ses repères ; la curette était aidée dans son action par des injections antiseptiques : sublimé au 1/1000, acide phénique, teinture d'iode, nitrate d'argent, etc. Tous ces procédés ont des succès à leur actif, mais ils ont tous des désastres, parce que la manière dont se propage l'actinomycose, les trajets qu'elle se crée dans les tissus, n'ont pas toujours permis de détruire tout le mal. C'est à la suite de ces interventions incomplètes qu'on a vu le mal empirer, parfois même s'étendre aux viscères : poumons, cerveau, rate.

MM. Darier et Gautier ont employé le traitement *électro-
chimique*. Ils ont injecté de l'iodure de potassium dans les
tissus malades, puis, à l'aide de courants continus, ils ont
décomposé ce sel sur place, au sein de la lésion. L'iode
naissant, par son action probable sur le champignon, a
guéri la personne ainsi traitée. Toutefois, les auteurs n'a-
vaient observé la malade qu'un mois après sa guérison
lorsqu'ils ont publié ce fait. C'est le seul cas connu d'un
traitement semblable. Malgré le succès qu'il a donné, il
n'est pas à l'abri de toute critique. D'abord, il faut un
appareil à courants continus ; or, tous les praticiens sont
loin de le posséder.

Deuxièmement, l'électricité est difficile à manier et peut
occasionner des accidents. MM. Darier et Gautier ont eu
des parties sphacélées, d'où il est résulté une cicatrice
moins parfaite. Troisièmement, il faut endormir le malade
trois ou quatre fois : ce qui n'est pas sans inconvénients,
car nous considérons comme toujours sérieux de chloro-
former ou d'éthériser un patient.

Avant d'aborder le traitement médicamenteux, nous
dirons un mot du traitement par la *tuberculine*. Dans un
cas qu'il a rapporté à la Société Médicale de Vienne
(séance du 27 février 1891), Billroth signale un cas d'actinomycose de la partie gauche de la paroi abdominale.
Cette tumeur abcédée communiquait avec la vessie, et il
y avait des grains d'actinomycès dans l'urine. Une inter-
vention chirurgicale amena la guérison ; mais il y eut une
récidive, un peu au-dessous de l'ancien foyer. Quinze
injections de tuberculine amenèrent une réaction locale
et générale, une disparition complète de ce foyer, qui ne
présentait aucune tendance à la récidive quatre semaines
plus tard *(Intern. Klini. Rundschau, 1891, n. 10)*.

Le traitement médical peut être interne, externe et mixte.

Comme nous avons employé ce traitement sous ses trois formes, nous allons nous étendre plus longuement sur la manière de l'appliquer, sur les résultats immédiats et sur les résultats éloignés qu'il donne.

C'est l'iodure de potassium que nous avons employé.

M. Thomassen, médecin-vétérinaire à Utrecht, publiait un travail en 1885, dans lequel il préconisait l'iodure dont il avait obtenu d'excellents résultats chez les animaux atteints de glossite actinomycosique.

M. le professeur Nocard, de l'école d'Alfort, en 1892, a publié un travail sur la même question. Chez l'homme, MM. Darier et Gautier ont employé l'iodure d'une manière indirecte par l'électro-chimie, M. Meunier de Tours a publié un cas de guérison (voir le tableau); M. le professeur Van Iterson, de Leyden, a guéri un capitaine atteint d'actinomycose du plancher de la bouche ; M. Saltzer (Utrecht), M. Vitringo (de Zoolle, Néerlande), M. Netter dans un cas d'actinomycose thoracique, et ont eu des succès.

M. le professeur Poncet a employé l'iodure avec conviction et malgré cela il a eu 4 morts sur 10. Il attribue ces insuccès à ce que le diagnostic et par conséquent le traitement avaient été faits trop tard. L'organisme ne peut plus réagir, les lésions sont trop étendues, l'actinomycose se complique d'infections mixtes et l'iodure devient impuissant. Toutefois, dans une observation récente (*Mercredi médical*, 19 juin 1895), il en fait un spécifique.

C'est aussi à l'iodure que nous avons eu recours et voici notre manière de procéder.

Nous prescrivons l'*iodure de potassium*, à l'intérieur, à

la dose de deux grammes par jour, continués jusqu'à guérison complète. Trois mois sont souvent nécessaires pour arriver à un résultat. Nous nous servons localement d'une pommade iodurée au 1/4. Voici ce que nous avons obtenu :

Dans les premiers jours qui suivent l'emploi de ce traitement, les malades ressentent des douleurs plus vives, la tumeur grossit, gonfle, la rougeur augmente, et le moindre contact devient pénible, il y a une sorte de réaction analogue à celle que la tuberculine produit dans les foyers tuberculeux : c'est là un des points les plus curieux du traitement de l'actinomycose par l'iodure. Il se forme des fistules nouvelles par lesquelles s'écoule un liquide purulent, plus abondant, moins sanguinolent, mieux lié; la masse s'affaisse notablement. De temps en temps, il se produit des poussées congestives semblables, suivies chacune d'une amélioration notable. Ces poussées nous paraissent dues au traitement. Sans doute, elles existent quand l'actinomycose est abandonnée à elle-même. Mais il nous semble difficile de ne pas attribuer à l'iodure quelque influence sur leur production. Dans toutes nos observations, en effet, nous les avons vues se montrer dans les 3 ou 4 premiers jours qui suivaient l'institution de la médication, et ce serait une coïncidence bien étrange que ces poussées aient apparu, chez ces quatre malades, toujours après quelques jours de traitement, alors qu'elles étaient auparavant plus espacées. Il faut être prévenu de ces irritations locales passagères et ne pas supprimer le traitement. Tout au plus, si les douleurs devenaient trop cuisantes, pourrait-on remplacer la pommade iodurée par une autre au salicylate de bismuth, jusqu'à ce que le calme soit rétabli. Rarement cette poussée dure plus de

5 à 6 jours. Bientôt les bords ont une couleur qui tranche
moins avec la peau saine, la tumeur s'affaisse de plus en
plus, se vide et enfin les fistules se ferment. Il ne reste
plus qu'une petite cicatrice à peine apparente, qui est
loin de donner une idée de l'affection dont elle est le dernier vestige.

Dans un de nos cas (Obs. I), nous avions affaire à une
femme enceinte. La grossesse s'est continuée sans accident,
l'accouchement s'est fait normalement à terme, et l'enfant
était aussi vigoureux, aussi bien portant que si la mère
n'avait jamais été atteinte d'actinomycose. La malade de
MM. Darier et Gautier, qui était enceinte, a mené aussi sa
grossesse jusqu'à terme dans de bonnes conditions.

L'actinomycose paraît donc sans action sur le produit
de la conception.

En même temps que la lésion locale disparaît, l'état
général change à vue d'œil. L'appétit renaît, le sommeil
revient, en un mot la santé se rétablit très vite. Nos deux
premières malades (Obs. I et II) ont été si vite améliorées
qu'elles en étaient elles-mêmes, comme leur entourage,
entièrement stupéfaites.

La guérison se maintient-elle ? L'avenir nous le dira. Ce
que nous pouvons affirmer, c'est que notre première malade reste guérie depuis le 2 février 1895, la deuxième
depuis le 25 du même mois, la troisième était à peu près
guérie le 30 janvier : nous l'avons vue depuis et le résultat est complet. Quant au quatrième, il est en voie de
guérison.

Nous avons parlé du traitement mixte, interne et externe ; mais l'iodure a bien plus d'efficacité à l'intérieur qu'à
l'extérieur. Chez un de nos malades (Obs. IV), le traitement interne a été suspendu.

Il s'agissait d'un ouvrier que son métier avait obligé de quitter le pays pour deux mois.

Pendant ce temps, il se contentait d'employer la pommade. Ce laps de temps avait suffi pour ramener les lésions à leur état primitif, de sorte qu'il a fallu tout recommencer. D'ailleurs, on peut supposer que le foyer profond, étant incomplètement guéri, a servi à réinoculer les parties superficielles. Nous avons aussi injecté de la *teinture d'iode*. Le résultat nous a paru peu satisfaisant. Une solution iodo-iodurée aurait été préférable. On peut employer un traitement à la fois médical et chirurgical ; l'iodure à l'intérieur, la curette à l'extérieur. Dans certains cas, où de gros bourgeons charnus s'éliminent difficilement, il est peut-être bon de venir au secours de l'organisme et de le débarrasser de produits non seulement inutiles mais nuisibles. Toutefois, on s'expose ainsi à des cicatrices moins belles et on pourrait bien perdre en esthétique ce que l'on gagne en vitesse.

A notre sens, le *traitement interne* est donc le traitement de *choix*. A l'extérieur, la pommade nous paraît plutôt jouer un rôle de protection qu'un rôle curatif.

Sur quatre cas nous avons eu 3 succès, le dernier est en bonne voie. Pourtant, si on lit la littérature médicale sur l'actinomycose, soit cutanée, soit osseuse, soit viscérale, on trouve beaucoup de cas malheureux. M. Poncet compte 4 morts sur 10 malades observés à Lyon. Chez eux on avait employé l'iodure à la dose de 5 à 6 grammes par jour, plus un traitement chirurgical soigné ; malgré tout, 4 malades sont morts, soit de cachexie, soit de complications viscérales (voir *Gazette hebdomadaire de médecine et de chirurgie*, 20 avril 1895).

Nous ne savons à quoi attribuer cet insuccès. Sans doute,

comme nous l'avons déjà dit, le traitement a-t-il été insti-
tué trop tard, d'où l'importance capitale de faire un diagnostic précoce, ou bien l'actinomycose était associée à
d'autres infections microbiennes.

Par contre, M. Netter publie un cas d'actinomycose thoracique avec plaie externe, qu'il a guéri uniquement par
l'iodure administré à l'intérieur (*Bulletin de la Société
médicale des hôpitaux*, 3 novembre 1893). On trouve dans
le même bulletin sept autres cas de guérison d'actinomycose grave par le traitement ioduré. L'*iodure de potassium*
nous paraît donc un *spécifique* de l'actinomycose. Administré assez tôt et à dose suffisante, il doit amener la guérison.

S'il y a des cas où il est inefficace, comme il nous semble légitime d'invoquer les associations microbiennes pour
expliquer ce manque d'action, il serait rationnel de com-
biner avec l'usage de l'iodure l'emploi local des antiseptiques ; sans doute, le nombre des guérisons augmenterait
par cette méthode.

Comment agit l'iodure ? Est-ce comme antiseptique ?
M. Nocard a montré que l'actinomycès se développe parfaitement dans une gélatine nutritive additionnée de 1/100
d'iodure. Il est probable qu'il agit sur l'organisme et lui
donne la vigueur nécessaire pour expulser l'ennemi. Voilà
pourquoi un organisme trop dégénéré reste insensible à
ce mode de traitement.

OBSERVATIONS

OBSERVATION I

S... Coralie, 22 ans, tisserande, demeurant à Fives-Lille, se présente le 15 octobre 1894, au Dispensaire Saint-Raphaël, à la consultation de M. le professeur Derville. Elle demande nos soins pour une lésion de la joue droite, qui date déjà de trois mois, pour laquelle elle a consulté en vain plusieurs médecins et qui paraît avoir été prise tantôt pour une tuberculose, tantôt pour un épithélioma de la face.

Son père exerçait la profession de batelier ; il est mort après une longue maladie (10 ans), au cours de laquelle il eut des épistaxis, des œdèmes, une toux fréquente et pénible. Sa mère est morte d'un cancer, mais nous ne pouvons préciser quel était le siège de cette tumeur. Notre malade a trois frères et trois sœurs bien portants ; aucun d'eux ne présente de lésions semblables à celles que nous constatons chez elle ; un de ses frères est sujet à l'eczéma ; une sœur a une métrite.

Notre malade a vécu sur le bateau de ses parents jusqu'à l'âge de 10 ans. A cette époque, et pendant 3 ans, elle habita Lille, chez une de ses sœurs. De 13 à 19 ans, elle servit comme domestique à bord d'une bélandre qui transportait surtout des grains (orge, maïs, blé), et allait de Paris à Nancy : une seule fois, elle a passé la frontière de l'Est. A 19 ans, elle se maria et depuis lors a toujours habité Lille, dans différents quartiers. La demeure qu'elle a quittée il y a 4 mois, était humide ; c'était une chambre garnie, dont le précédent locataire avait été transporté à l'hôpital. Nous n'avons pu préciser la maladie qui avait nécessité ce transport.

4

Interrogée minutieusement et à plusieurs reprises, elle affirme n'avoir jamais eu l'habitude de garder dans la bouche des fétus de paille, des grains d'orge ou de blé. Elle ne se souvient pas avoir couché sur un oreiller de paille. Elle ne se rappelle aucun trauma, aucune lésion de la face : pas de plaie, pas de bouton.

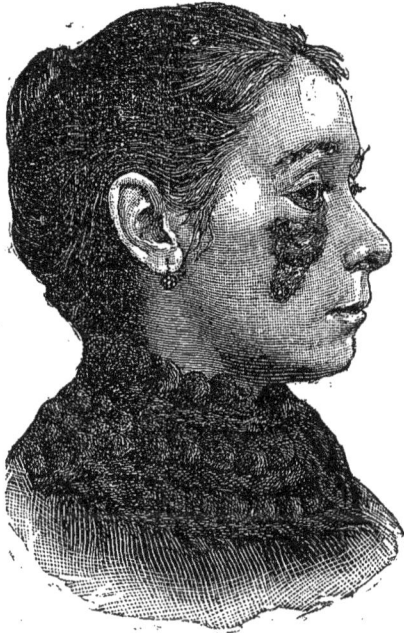

Fig. obs. I. — D'après une photographie.

La première grosse molaire de la mâchoire supérieure est atteinte de carie ; jamais cependant il n'y a eu d'abcès sur la gencive, bien qu'autrefois la malade y sentît une petite tumeur, qui, dit-elle, glissait sous la muqueuse. Depuis que sa joue s'est tuméfiée, elle n'a plus remarqué la présence de cette petite tumeur.

Sans avoir jamais eu de maladie sérieuse, S... n'a jamais été bien portante, elle a toujours été faible, anémique, débile. Actuellement

encore, elle est très fatiguée et depuis trois mois surtout, sa santé
paraît très altérée. Depuis 10 ans, elle aurait été sujette à des cépha-
lalgies, occupant surtout la moitié droite de la tête, et ces douleurs
étaient assez fortes pour l'empêcher de dormir, la nuit, et l'obliger, le
jour, à quitter son travail, malgré les amendes auxquelles elle s'expo-
sait en pareil cas.

Il y a 1 an 1/2, le Dr Lambin lui enleva sur la paupière supérieure
droite, près du bord libre et à l'angle externe, trois petits boutons
qui depuis lors n'ont pas reparu. Elle supporta très bien cette petite
opération.

Elle a eu deux enfants qu'elle n'a pas nourris et qui sont morts : l'un
d'atrepsie à 7 mois et demi, l'autre de maladie inconnue à l'âge de
3 ans. Le mari de cette femme est pâle, maigre et, sans rien présenter
de caractéristique, ne paraît pas jouir d'une excellente santé. Dans son
entourage, S... ne connaît personne qui présente une lésion semblable
à la sienne.

La maladie actuelle a commencé il y a trois mois, par l'apparition
d'une petite tumeur du volume d'un pois, indolore, située profondément dans l'épaisseur de la joue, en un point correspondant à la dent
cariée, dit la malade. Cette tumeur siégeait dans la joue droite, un
peu au-dessus d'une ligne horizontale menée par la commissure labiale
et à un ou deux travers de doigt en arrière de cette commissure. Cette
grosseur augmenta peu à peu de volume, en s'étendant de plus en plus
vers l'œil et pendant tout ce temps la malade éprouvait de vives douleurs dans le côté correspondant de la face. Elle avait aussi, dit-elle,
des accès de fièvre, avant même que la peau qui recouvrait la production morbide fût rouge. Il y a six semaines, elle appliqua des cataplasmes pendant 8 jours. Sous leur action, la tumeur rougit (elle avait
jusque-là conservé sa teinte normale), se tuméfia beaucoup et au bout
d'une semaine, s'ouvrit en trois points qui, depuis lors, sont restés fistuleux. Il en sortit un peu de pus mêlé de sang ; cette évacuation ne
fut pas suivie d'une diminution appréciable du volume de la tumeur,
mais les douleurs diminuèrent ; la malade cessa alors de mettre des
cataplasmes.

Sur la joue droite on trouve une tumeur qui, à première vue, donne l'impression d'un abcès froid en partie vidé ; elle a l'aspect d'une poche à moitié distendue ; c'est une saillie mamelonnée, étalée, difforme, irrégulièrement triangulaire, dont la base serait tournée en haut et le sommet émoussé en bas. Cette plaque mesure dans son diamètre vertical 5 centimètres, sa base est large de 4 centimètres et son sommet de un demi-centimètre. Elle est limitée en bas par une ligne horizontale menée par la commissure labiale ; en haut, elle s'étend jusqu'à deux centimètres au-dessous de la paupière inférieure ; sa limite postérieure correspond à la verticale abaissée de la queue du sourcil.

La surface de cette tumeur est d'une coloration rouge violacé, mais cette teinte n'est pas uniforme. Çà et là, tranchant sur le fond rouge par leur couleur plus sombre, on voit quatre ou cinq points bleuâtres, ardoisés, de la largeur d'une lentille, en tout comparables à de petites ecchymoses. Ces points d'aspect ecchymotique se montrent surtout vers le milieu du bord antérieur de la masse morbide. En d'autres points de la surface, il y a des croûtes, plates, noirâtres, formées, en grande partie au moins, de sang coagulé. Ailleurs, on trouve d'autres croûtes, minces, jaunâtres, représentant du pus concrété. En outre, de la partie supérieure de la tumeur on voit partir une traînée d'un rouge plus vif, qui remonte obliquement, entre la paupière inférieure et le nez, jusqu'à l'angle interne de l'œil.

A un palper superficiel, cette masse a une consistance mollasse ; mais, si l'on exerce une pression plus forte, on sent au-dessous une induration manifeste. Celle-ci d'ailleurs est plus étendue que la rougeur et sur toute la circonférence de la tumeur on sent une zone indurée, très nette, débordant de un centimètre environ les parties rouges. Cet examen est difficilement supporté par le malade, car la pression semble déterminer une douleur assez vive. La joue est aussi le siège de quelques battements douloureux et d'élancements intermittents. Ceux-ci, qui autrefois s'irradiaient vers les dents, restent localisés aujourd'hui.

A la surface de la masse morbide, se trouvent trois orifices très petits, obturés par des croûtes qu'il suffit d'enlever pour voir s'écouler immédiatement un peu de pus séreux. Ils se sont formés il y a cinq semaines et depuis lors ne se sont ni agrandis, ni fermés.

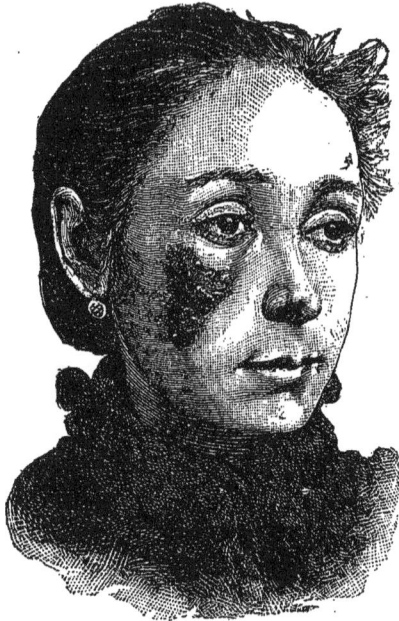

Fig. obs. I. — D'après une photographie.

La surface de la plaque n'est pas régulière. On y trouve, en effet, à l'union du tiers supérieur avec le tiers inférieur, un sillon très marqué, un peu courbe, et qui la divise en deux parties inégales. La partie inférieure, régulière, arrondie, ne présente pas de pertuis. La partie supérieure, plus mamelonnée, montre à sa surface quatre petites nodosités plus saillantes, qui lui donnent une apparence lobulée. Dans son ensemble, cette partie supérieure ressemble à une poche purulente vidée, dans l'extrémité inférieure de laquelle le pus s'accumulerait et la ferait ainsi surplomber le sillon qui divise la masse néoplasique.

Cette tumeur, avec l'induration sous-jacente, n'est pas adhérente à l'os ; on peut la mobiliser dans tous les sens. Cette mobilité de la tumeur sur les os de la face est encore confirmée par l'exploration de la bouche avec le doigt. On sent bien à travers la muqueuse une masse dure, mais cette muqueuse est saine et glisse partout sur la tumeur. Il n'y a pas de trajet fistuleux dans la bouche et le maxillaire à ce niveau ne paraît pas tuméfié.

Les ganglions parotidiens et sous-maxillaires sont intacts, sains. Notons cependant que, quelques jours avant l'ouverture de la tumeur, il y avait près de l'angle de la mâchoire un ganglion tuméfié et douloureux. Il disparut après l'issue du pus et actuellement on n'en trouve plus aucune trace.

Notre malade tousse un peu, surtout le matin, et rejette alors quelques crachats jaunâtres. Cette toux date de très longtemps ; elle existait bien avant l'apparition des lésions de la joue. L'auscultation de la poitrine ne permet pas de constater une lésion appréciable, et l'examen microscopique des crachats a été complètement négatif. Le cœur est sain, l'appétit est médiocre, un peu de constipation.

Depuis le début des lésions cutanées, S... a beaucoup maigri, elle accuse aussi quelques sueurs nocturnes.

Réglée pour la première fois à 15 ans, elle ne l'a pas été de 16 à 19 ans. Depuis son mariage, elle est de nouveau menstruée, mais les règles reviennent à intervalles très irréguliers ; elles sont très abondantes et très foncées. Dans l'intervalle des époques menstruelles, il y a de la leucorrhée. La malade n'a pas de règles depuis deux mois et se croit enceinte. Pas trace de syphilis, le mari n'a jamais eu non plus d'affection vénérienne.

Nous pressons sur la tumeur pour recueillir un peu de pus et l'examiner. Il faut une pression assez énergique pour obtenir quelques gouttes de séro-pus jaunâtre qui, très rapidement, se mélange de sang. Il semble d'ailleurs que cette tumeur saigne facilement ; la malade raconte que dans les secousses de toux, il arrive souvent que le sang sorte par les orifices ; il y a deux jours, à la suite d'efforts de vomissements, une petite hémorragie se serait produite par les trois orifices simultanément.

Dans le pus recueilli dans un tube de verre, on voit nager très nettement des grains jaunâtres, de dimensions variées, quoique tous excessivement petits ; les plus gros ont à peine les dimensions d'un grain de sable. Ces grains deviennent plus apparents sur les parois du tube en verre, dans lequel on recueille le pus, lorsqu'on laisse reposer le liquide pendant 15 à 30 minutes. Ce pus, examiné par M. le professeur Augier, a montré, sans aucune hésitation possible, des touffes d'actinomycès.

Traitement. — A partir du 28 octobre, la malade prend chaque jour 2 grammes d'iodure de potassium, et applique deux fois par jour, sur la joue, une pommade contenant 5 grammes d'iodure de potassium pour 20 grammes de vaseline.

1er novembre. — Les premières applications de la pommade ont déterminé des sensations de brûlure qui ne se sont pas renouvelées depuis. Toute la plaque est d'un rouge plus vif, mais sur un point du bord antérieur, la peau malade semble prendre la teinte de la peau saine. L'induration semble avoir aussi diminué de consistance. On sent bien moins nettement la petite zone indurée qui débordait de toutes parts la zone rouge de la joue. En outre, trois nouveaux orifices se sont formés sur la tumeur, et il s'en écoule un pus plus abondant, plus liquide, bien lié, moins sanguinolent. La malade est satisfaite de son état ; elle souffre déjà beaucoup moins.

15 novembre. — La moitié inférieure de la tumeur s'est notablement affaissée ; la moitié supérieure suppure moins, bien que deux nouveaux orifices se soient encore formés. Les douleurs, même à la pression, ont beaucoup diminué. Même traitement.

25 novembre. — La partie malade a beaucoup diminué de largeur, en plusieurs points la peau tend à reprendre sa coloration normale. Les saillies continuent à s'affaisser et en outre la malade dit qu'elle ne

ressent plus aucune douleur. La pression elle-même est moins douloureuse, sauf en un point situé au-dessous de l'œil. Le traitement est continué.

2 décembre. — Etat très satisfaisant. L'amélioration, caractérisée par l'affaissement de la zone malade, s'accentue tous les jours. En un point correspondant à une fistule, on voit sortir une petite saillie, arrondie, d'apparence muqueuse, opaline, demi-transparente. Même traitement.

29 décembre. — La plus grande partie de la plaque a disparu, elle est complètement affaissée et transformée en une surface plane, rouge, un peu irrégulière, sur laquelle la pression est absolument indolente. Il ne reste plus à la partie supérieure qu'une petite bande surélevée de 3 centimètres de long sur 1 centimètre de large et parallèle au bord libre de la paupière inférieure. N'étaient cette petite saillie et la rougeur de la région sous-jacente, la malade pourrait être considérée comme guérie.

L'état général de S... est très amélioré, elle a repris de l'embonpoint, ses joues se colorent, elle se sent infiniment mieux.

16 janvier. — Depuis quelque temps, sur notre conseil, la malade applique chaque jour une couche de teinture d'iode sur la petite saillie qui persiste encore. Elle a cessé la pommade. Comme nous l'avons observé à plusieurs reprises, il s'est produit une tuméfaction, une rougeur des parties malades, et on y voit quatre points blanchâtres sur la partie saillante ; autant de petites ouvertures qui se préparent.

23 janvier. — Etat très satisfaisant. La lésion se réduit de plus en plus. L'état général s'améliore. La malade ayant eu la diarrhée a suspendu l'iodure de potassium depuis sa dernière visite. Le traitement se borne à des applications quotidiennes de teinture d'iode. Il ne reste plus à la limite tout à fait supérieure de la lésion qu'un petit relief à peine appréciable et très étroit, où la peau est comme ridée, fanée. C'est la dernière trace de l'affection.

2 février. — La malade est guérie.

Nous avons l'occasion de la revoir le 29 avril 1895 à la maternité

Sainte-Anne, où elle a accouché d'un enfant à terme. Sa santé est excellente ; la joue est lisse, unie, la cicatrice ne se traduit que par une teinte un peu brunâtre qui sans doute pâlira encore par la suite. Il n'y a jamais eu la moindre menace de récidive.

OBSERVATION II

O..., Marie, âgée de 36 ans, ménagère, demeurant à Meurchin (Pas-de-Calais), se présente le 14 novembre 1894, à la consultation de M. le professeur Derville, au dispensaire Saint-Raphaël.

C'est une femme très maigre, pâle, d'un teint terreux, d'apparence souffreteuse. Elle vient demander un traitement pour une affection du cou dont le début remonte à 7 mois.

A cette époque, à la suite de douleurs violentes dans la mâchoire inférieure, elle vit apparaître sur la peau de la région sous-maxillaire droite, un petit bouton qui s'étendit peu à peu et en même temps s'indura. Au bout d'un mois cette tumeur fut ouverte et donna issue surtout à du sang. Puis de temps à autre il se produisit un léger écoulement purulent, lequel cessait au bout de quelques jours. Depuis cette époque elle fut soignée par son médecin habituel qui, à 15 reprises différentes, lui fit des incisions. Le plus souvent il ne sortait que du sang et la tumeur n'était nullement diminuée.

Cette femme, née à Wallers (près Valenciennes), a habité Wattignies. Il y a cinq ans, elle a séjourné pendant deux ans dans la République Argentine. Depuis elle s'est fixée à Meurchin. Pendant son séjour en Amérique, elle se rappelle très bien avoir couché dans les champs, la tête reposant sur la terre nue. Elle ne se souvient pas cependant de s'être blessée, soit avec un fétu de paille, soit avec un fragment de bois. Elle n'a pas coutume non plus de mâcher du blé ou de la paille. Son oreiller et son matelas sont en laine : sa demeure n'est pas humide. On ne trouve rien en somme qui puisse expliquer la lésion qu'elle présente.

Son père est mort accidentellement. Sa mère a succombé à des accès d'asthme. Ses 16 frères et sœurs sont bien portants. Elle a eu cinq enfants dont un seul est mort, il y a six ans, d'entérite. Les quatre autres, ainsi que son mari, sont bien portants. Elle-même n'avait jamais été malade avant son affection actuelle.

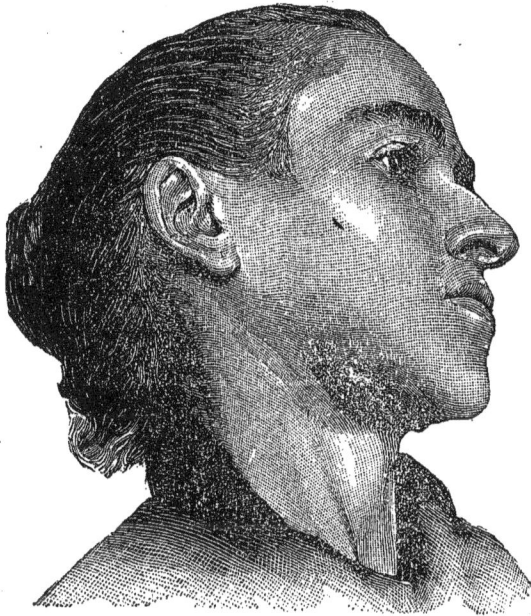

Fig. obs. II. — D'après une photographie.

On voit aujourd'hui, à la région sous-maxillaire droite, une tumeur allongée, irrégulière, mesurant 7 centimètres de long sur 3 de large, dans les points les plus développés. Cette saillie est de coloration rouge foncé, violacée, mais en certains points, on voit des taches non saillantes, bleuâtres, ardoisées, plus foncées que le reste de la tumeur sur le fond de laquelle elles tranchent nettement. Au niveau de ces points

ardoisés la masse morbide semble comme demi-transparente. Ces taches
bleu foncé n'ont pas de forme bien définie et présentent une disposition irrégulière ; elles se montrent surtout sur les points les plus saillants. La peau, au niveau de la région malade, desquame en fines
écailles, surtout sur les bords.

La tumeur présente à son centre une sorte d'étranglement, de telle
sorte que l'ensemble prend une apparence bilobée. Cette masse a une
consistance molle, fongueuse, elle a une direction un peu oblique par
rapport à la direction du bord du maxillaire inférieur, de telle sorte
que son extrémité postérieure arrive presque au contact de cet os,
tandis que son extrémité antérieure est à 3 centimètres au moins de
cette arcade osseuse.

Tout autour de cette masse violacée, on sent une induration très
nette qui semble siéger dans le derme de la peau. Cette induration
mesure au moins un centimètre de large autour de la tumeur. Il en
résulte que la peau paraît tendue, fixée sur les parties sous-jacentes et
peu mobile. On se rend compte aisément cependant que la partie
malade n'adhère pas au maxillaire inférieur.

Cet os d'ailleurs ne présente aucune modification ; il n'est pas
épaissi, sa surface n'est pas irrégulière. Les dents de la mâchoire
inférieure sont saines. A la mâchoire supérieure les trois premières
molaires sont cariées. Quelques ganglions sont légèrement tuméfiés
dans la gaîne du sterno-mastoïdien, en arrière de la masse morbide.

En pressant sur la tumeur, on fait sourdre, par trois points distincts,
une petite quantité de pus très séreux, qui très rapidement se mélange
à du sang. Dans ce pus, recueilli dans un tube de verre, on aperçoit
très aisément, surtout après un repos de quelques minutes, de fins grains
jaune chamois, qui tranchent, par leur coloration plus foncée, sur le
reste du liquide. Ce pus est examiné par M. le professeur Augier, qui
reconnaît sans aucune hésitation, dans ces grains, les caractères des
touffes actinomycosiques.

Traitement. — 2 grammes d'iodure de potassium par jour. Application locale biquotidienne d'une pommade contenant : iodure potassium
5 grammes, lanoline 5 grammes, vaseline 15 grammes.

17 décembre. — Sous l'influence de la médication, il s'est produit un gonflement, une rougeur vive et une tension marquée de la partie malade, puis, au bout de quarante-huit heures, un écoulement séro-purulent abondant. Les douleurs, qui avaient augmenté d'abord, ont diminué beaucoup depuis. Aujourd'hui, bien qu'il n'y ait pas diminution nettement appréciable de la tumeur, on reconnaît aisément que la plaque d'induration périphérique est moins perceptible et a diminué beaucoup de largeur.

La pommade iodurée a déterminé une vive irritation sur les parties voisines ; elle est de plus très douloureuse. Aussi la remplace-t-on par une pommade au salicylate de bismuth, tout en continuant à l'intérieur l'iodure de potassium.

24 décembre. — Etat satisfaisant : la tumeur commence à diminuer de volume. L'irritation observée le 17 étant calmée, on reprend la pommade iodurée.

7 janvier. — L'aspect des lésions s'est considérablement modifié. Il semble que la lésion s'est effondrée ou mieux qu'elle a été fendue au milieu dans le sens de son plus grand axe et que, par cette ouverture, ont fait issue des saillies gélatineuses, demi-transparentes, mollasses, irrégulières. Toute la partie médiane de la plaque malade est aussi sillonnée par une série de végétations ou dentelures molles, gélatini-formes, dont l'ensemble prend l'aspect d'une crête de coq. Cette modi-fication a été précédée d'un écoulement abondant qui a cessé il y a huit jours environ.

L'induration sous-jacente à la néoplasie a disparu sur toute la périphérie, sauf à l'extrémité antérieure, où on la sent encore un peu. La peau est aussi devenue plus mobile et glisse facilement sur les parties profondes.

On remarque en outre une amélioration marquée de l'état général de la malade ; ses joues s'arrondissent, se colorent ; elle nous dit aussi spontanément que, depuis qu'elle suit notre traitement, elle mange beaucoup mieux qu'auparavant.

21 janvier. — Les dentelures saillantes ont disparu et la lésion est

réduite à une masse de surface unie, allongée, de 4 centimètres de long
sur un de large, mollasse, rouge violacé, d'apparence gélatineuse. En
deux points distincts de la surface, on voit une petite tache jaunâtre,
arrondie, qui nous semble pouvoir être une agglomération d'actinomycès vue par transparence à travers l'épiderme. M. le professeur
Derville déchire l'épiderme lentement, avec un bistouri, et cherche à
recueillir ces points jaunâtres. Cette tentative échoue complètement,
car le bistouri tombe immédiatement dans les tissus mous, fongueux,
qui saignent abondamment et il est dès lors impossible de retrouver ces
points jaunâtres.

L'état général s'est encore considérablement amélioré.

8 février. — L'amélioration se confirme. La tumeur diminue toujours de longueur et de largeur. La malade paraissant impatiente de
guérir rapidement, on lui propose un curettage qui est accepté. D'un
coup de curette tranchante, on enlève très facilement tous les tissus
malades. On creuse ainsi un sillon de 1 centimètre de large sur au
plus 3 centimètres de long, dont le fond blanchâtre présente un aspect
aponévrotique. Cette ablation faite sans anesthésie préalable est assez
douloureuse. Le fond de la plaie est badigeonné à plusieurs reprises à
teinture d'iode. On ordonne une pommade iodoformée et on continue
l'iodure à l'intérieur.

25 février. — La malade est complètement guérie. Par mesure de
précaution on lui conseille de continuer l'iodure pendant 15 jours.

2 avril. — La malade nous remercie de nos soins. Elle ne prend
plus aucun médicament depuis le 16 mars, et la guérison se maintient
complète. La cicatrice est lisse, régulière, à peine appréciable. On ne
voit aucune trace du grattage. Il ne reste plus, comme dernier indice
de l'actinomycose, qu'une coloration un peu plus rouge de la région qui
en a été le siège.

Observation III

B... Angèle, soigneuse, de Wattrelos (Nord), 18 ans, consulte, à la *fin du mois de décembre 1894*, M. le professeur Derville, pour une petite tumeur du cou dont le début remonte à cinq mois.

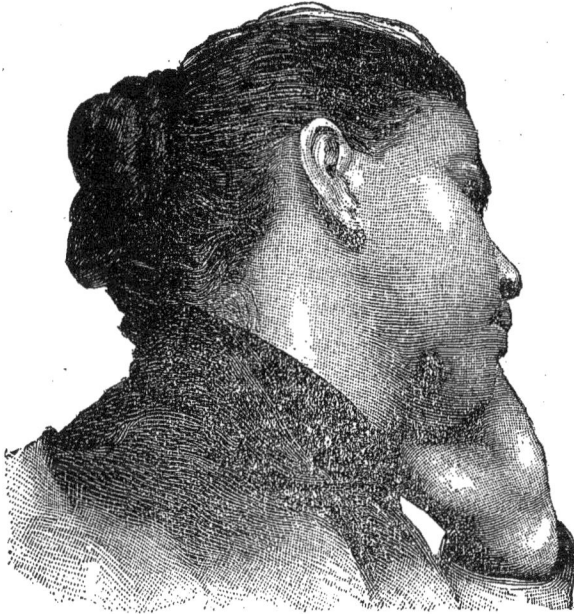

Fig. obs. III. — D'après une photographie.

Les parents de cette jeune fille, âgés de 60 et 48 ans, sont bien portants ; elle a deux frères et quatre sœurs, tous en bonne santé.

Dans sa jeunesse, elle eut mal aux yeux trois à quatre mois ; elle avait eu en même temps un eczéma rétro-auriculaire. A 8 ans, eczéma de la face. A 12 ans, à la suite d'une peur, nouvelle poussée d'eczéma à la face, avec accidents de dyspepsie et d'anémie marqués. A 16 ans, érysipèle de la face qui débuta au coin de l'œil. Réglée pour la première fois à 16 ans et demi, elle l'a toujours été depuis régulièrement.

Cette jeune fille ne paraît pas avoir souffert beaucoup ; elle a toutes les apparences d'une bonne santé. Elle n'a jamais travaillé dans les champs, mais elle se rappelle très bien que l'an dernier, il lui est arrivé plusieurs fois de mâcher de la paille ; cependant, elle ne croit pas s'être jamais blessée les gencives. La maison qu'elle habite n'est pas humide ; son oreiller est en paille qu'elle change souvent et jamais elle ne croit avoir couché sur de la paille moisie. Ajoutons que cette jeune fille fait usage, comme la plupart de nos populations de la campagne, d'un pain assez grossier.

Cette malade avait déjà souffert des dents il y a quatre ans ; l'extraction de la dent malade avait été tentée, mais elle s'était brisée et les racines n'avaient pu être enlevées. Depuis cette époque, elle continue à ressentir de temps en temps des douleurs, mais elle n'a jamais eu d'abcès gingival.

Il y a cinq mois, sans cause connue, elle souffrit beaucoup pendant quelques jours de toute la moitié droite du maxillaire inférieur ; un abcès se forma sur la gencive correspondante et à partir de ce moment, les douleurs diminuèrent.

L'abcès de la gencive s'ouvrit et quelques jours après apparut, sur le bord inférieur du maxillaire, une tuméfaction qui formait, au début, une petite tumeur dure, peu douloureuse : la coloration des téguments à ce niveau ne différait pas de celle des parties voisines. Huit jours après son apparition, cette petite grosseur devint douloureuse, rouge et augmenta légèrement de volume. Puis bientôt elle blanchit en un point de sa surface qui s'ouvrit et laissa écouler un peu de pus.

Depuis, la tumeur n'a cessé de grossir mais très lentement. De temps à autre, elle devient rouge, douloureuse ; un orifice se forme et dès lors une légère accalmie se produit. Cette accalmie est toujours précédée de l'issue d'une petite quantité de séro-pus très fluide, jamais mélangé de sang.

Etat actuel. — Sous le maxillaire inférieur droit, on voit une saillie
allongée, ovalaire, un peu rétrécie à ses deux extrémités. Elle offre la
forme d'une olive très allongée, mesurant 4 centimètres de long, sur
un et demi de large. Cette tumeur a son grand axe oblique par rapport
au maxillaire ; elle s'en éloigne par son extrémité antérieure.

Cette saillie offre une coloration rouge pâle, avec quelques points
violacés, ardoisés, surtout accusés sur la partie la plus saillante, qui
tranchent sur la teinte un peu uniforme de la tumeur. Au centre d'une
de ces taches violacées, on voit un point blanc jaunâtre, analogue à un
point de folliculite suppurée près de s'ouvrir. Tout autour de la partie
saillante, sur une étendue de un demi-centimètre environ, on sent une
large induration superficielle. Cette tumeur a des contours réguliers ;
elle est mollasse et donne au palper la sensation d'un ganglion suppuré
et ramolli, ou encore de fongosités. Elle n'est adhérente ni au périoste,
ni à l'os ; on peut la mouvoir dans tous les sens. Au centre de cette
saillie, sur la partie la plus culminante, on voit une squame assez
épaisse, grisâtre, allongée, dirigée dans le sens du grand axe de la
tumeur ; elle est adhérente par son centre, détachée et soulevée sur sa
périphérie. Sous cette squame, la tumeur présente une coloration
violacée.

Le bord inférieur du maxillaire n'est pas altéré ni déformé. La
troisième molaire inférieure des deux côtés est cariée, c'est la gauche
qui s'est altérée la première. On trouve un ganglion sous-maxillaire
tuméfié à gauche ; il n'y en a pas à droite. En soulevant et en détachant
la squame, on trouve un petit orifice par lequel s'écoule à la pression
une petite quantité de pus assez liquide. L'examen de ce pus a été fait
par M. le professeur Augier, qui, après quelques recherches, y a trouvé
les éléments caractéristiques de l'actinomycose.

Traitement. — 2 grammes d'iodure par jour. Badigeonnage à la
teinture d'iode tous les deux jours. Application deux fois le jour d'une
pommade iodurée à 3 grammes pour 20 d'excipient.

20 janvier. — Nous ne revoyons la malade que le 20 janvier. Elle
raconte que, tout au début du traitement, la tumeur a gonflé, rougi ;

elle est aussi devenue douloureuse. Puis, après quelques jours, il s'est formé à sa surface de petits points blancs qui se sont ouverts et ont suppuré abondamment.

Aujourd'hui la tumeur a beaucoup diminué ; elle est flasque, affaissée, ridée, peu douloureuse au palper. On retrouve au sommet une squame qui se détache facilement et sous laquelle on ne voit pas sourdre de liquide, même à la pression. En un mot la petite tumeur paraît diminuée de moitié. Même traitement.

30 janvier. — Etat très satisfaisant. La tumeur est réduite au volume d'un tout petit pois et présente toujours son aspect bleu violacé. Sur le fond, on note très nettement quelques petits points jaune chamois, plus ou moins distincts, qui tranchent sur la coloration uniforme de la masse. Même traitement.

8 mai. — Nous la revoyons. Il ne reste plus qu'une ligne cicatricielle, légèrement colorée. La malade est guérie.

OBSERVATION IV

W... François, 28 ans, menuisier, demeurant à Lille, se présente, le *7 janvier 1895*, à la consultation de M. le professeur Derville, au dispensaire Saint-Raphaël.

Pas d'antécédents morbides personnels. Frères et sœurs bien portants, père et mère en bonne santé. Nous ne trouvons dans son existence aucune donnée étiologique pour expliquer la lésion qu'il présente. En août 1894, cet homme, prenant part aux manœuvres militaires, coucha pendant une nuit dans une grange. Le lendemain, au réveil, il remarqua que sa joue était enflée ; il ressentait en même temps de la douleur, mais elle était modérée.

Au bout de 8 jours, inquiet de voir cet état se prolonger, il consulta le médecin du régiment qui ouvrit la petite tumeur : cette incision ne donna issue qu'à du sang. L'ensemble de la lésion, au dire du malade, était lisse, régulier, et à la suite de l'incision la tuméfaction a un peu

5

diminué. Le malade a employé depuis des cataplasmes de farine de lin et des lavages à l'eau phéniquée ; il lui semble que la petite tumeur s'est légèrement affaissée.

On trouve aujourd'hui, à la partie moyenne du maxillaire inférieur droit, une saillie mollasse, ovoïde, longue de 3 centimètres, large de 2, de couleur rouge foncé et non adhérente aux parties profondes. Cependant, à la partie postérieure, le tissu cellulaire enflammé, épaissi, induré, semble fixer la peau malade à l'os sous-jacent. A ce niveau, la peau forme une dépression profonde en forme de fente.

Sur la surface unie, régulièrement convexe de la tumeur, on voit quelques petites taches bleu noirâtre, d'apparence gélatineuse, de forme irrégulière et de la dimension d'une tête d'épingle. Au sommet de la tumeur, on remarque une croûtelle mince, gris noirâtre, assez adhérente à son centre, libre et détachée à la périphérie. On la soulève, on l'arrache et on voit sourdre une petite quantité de pus jaunâtre, strié de sang. Dans ce pus, on distingue quelques petits grains jaunâtres, plus foncés, qui semblent être des grains d'actinomycose. L'examen microscopique, pratiqué par M. le professeur Augier, a cependant été assez laborieux ; il a fallu des recherches prolongées, minutieuses, attentives, pour trouver les éléments de l'actinomycès. Et si l'existence des petites taches bleuâtres ne nous avait donné une quasi-certitude pour le diagnostic, il est probable que nous n'aurions pas autant insisté pour la continuation de l'examen et que ce cas d'actinomycose nous eût échappé.

On note de chaque côté un ganglion tuméfié et induré à la région sous-maxillaire. Les deux premières molaires inférieures droites sont cariées.

Traitement. — 2 grammes d'iodure de potassium par jour. Badigeonnages à la teinture d'iode.

14 janvier. — La tumeur a gonflé, a rougi et s'est ouverte en plusieurs points. Il en est sorti une quantité notable de pus. La masse a un peu diminué de volume. On y injecte quelques gouttes de teinture d'iode.

15 janvier. — L'injection a été suivie de douleurs assez vives qui ont complètement disparu aujourd'hui.

24 janvier. — On aperçoit très nettement à la partie saillante de la tumeur, deux petites taches bleu foncé, très irrégulières comme forme et au niveau desquelles l'épiderme paraît très aminci. Il semble que cet aspect est dû à une masse colloïde, gélatineuse, vue par transparence à travers l'épiderme. Ces taches bleuâtres se détachent nettement sur le fond rouge foncé du reste de la masse.

5 février. — La tumeur a diminué notablement de volume, elle est réduite à la moitié de ce qu'elle était au début du traitement.

Le malade est obligé de s'absenter et cesse le traitement pendant *deux mois.*

On le reprend le 1er mai ; les lésions ont empiré de nouveau. D'ailleurs, l'os étant légèrement atteint, il a dû rester des champignons inclus dans la cicatrice, d'où la récidive. Nous avons recommencé le traitement, qui améliore de nouveau l'état local. Toutefois, il serait possible qu'un grattage de l'os dût compléter le traitement.

N°	Auteurs	Sexe	Age	Durée	Siége	Gan-glions	Traitement	Résultats et observations
1	Derville-Monestié.	F	22 ans	7 mois	Région naso-malaire, joue droite.	Indurés	Iodure à l'intérieur et à l'extérieur.	Guérison.
2	»	F	26	10 mois	Région sous-maxillaire droite.	Indurés	Iodure à l'intérieur et à l'extérieur.	Guérison.
3	»	F	18	6 mois	Région sous-maxillaire droite.	Indurés	Iodure à l'intérieur et à l'extérieur.	Guérison.
4	»	M	28	5 mois	Région du maxillaire inférieur droit.	Indurés	Iodure à l'intérieur et à l'extérieur.	En voie de guérison.
5	Kaposi (Wiener medicinische Vochenschrift, 1887).	F	40	12 mois	Région rotulienne.			Mort. Un nodule de nature inconnue avait été enlevé un an avant.
6	R. Hartman. Thèse de Bordeaux. Talmet, 189 .	M	1		Nez et articulat. mét.-phalan. du médius (main droite).		Ablation.	Guér. Av. soig. un bœuf auq. le vét. avait onv. un abc. de la mâch. Une g. de pus av. été proj. sur son nez.
7	Kaposi. Société de médecine de Vienne (1er avril 1887).	M	36	12 mois	Multiple.			
8	Müller.	F	28		Racine du médius dr.		Ablation.	Guérison.
9	Brautz (Med. Woch 1889, n° 14 et 15).	F	47		Sacrum.		Pommade salicylée.	Guérison. Diagn. bactériol. paraît douteux.
10	Bertha.	M	45	8 mois	Racine du pouce dr.		Curette.	Guérison.
11	»	M	66	9 mois	Dos de la main droite.		Excision le 10 avril.	Guérison le 4 juin.
12	Partsh.	M	60		Poitrine, côté gauche.		Grattage.	Greffé sur la cicatr. d'un cancer opéré
13	Leser. Centralblatt, Chirurgie n° 20.	M	35		Avant bras gauche portion dorsale.		Grattage.	Guér. ap. 2 m. 1/2 de trait. av. été prise pour du lupus.
14	»	M	29		Partie supérieure de la jambe droite.	Sains	Grattage, thermo-cautère.	Guérison, greffée sur une cicatrice de brûlure.
15	Tilanus et Hohevey. Centr. für Bart. II. p. 570, 1889).				Joue, de la paupière inf. au bord inf. du maxillaire inf.			
16	»				»			

N°	Auteurs	Sexe	Age	Durée	Siège	Ganglions	Traitement	Résultats et observations
17	Lurhs. Inaug. dissect. Gottingen, 1889.	M	37 ans		Creux poplité, partie interne.			
18	»	M	55		Nuque.		Grattage.	Guérison.
19	Darier et Gautier. Société française de dermatologie, 1871.	F	25		Joue.		Electrisation, décomposition de KI par l'électrolyse.	Guérison.
20	Legrain. Ann. de dermat. et syphil., 1871.	M	22		Joue.		Ouverture.	
21	Thiriar. Mercredi médical, 15 juil. 1871.	F	37		Région malaire.		Grattage.	Guérison.
22	Taburet. Th. de Bordeaux, 1893.	M	19		Région du maxillaire inférieur.		Grattage.	Guérison.
23	Monod et Lucet. Acad. de médecine, 1888.	M	jeune		Caisse gauche, partie supérieure.			Il se reproduit des abcès de temps en temps.
24	Doyen. Acad. de médecine, 1871.	M	34 ans		Rég. du maxil. inf. g. rég. sus-hyoïdienne et sous-maxillaire.		Extirpation.	Guérison.
25	»	M					Curettage.	Guérison en 13 j. La langue est soulev., asphyx. menac.
26	Choux.	M	soldat		Rég. sous-maxil. dr.		Curet., irrigat. antisept.	Guér. au bout de 2 m. 1/2. Av. été prise pour un ad.-phleg.
27	Guermonprez, Augier. Ac. de m., juil. 1892.	M	14 ans		Rég. sous-maxillaire inf. gauche.	Indurés	Curettage.	Guérison. L'os était atteint.
28	Poncet et Dor. Lyon méd., nov. 1852.	F	59		Région sous-max. dr. parotid., joue, orb.		Liqueur de Fowler.	Améliorat. Propagation au poumon.
29	Bochet (In Jirou, th., de Bordeaux, 1834).	M	43		Commissure lab. dr. région massétérine.		Grattage.	Guérison.
30	Meunier. Acad. de méd. 14 mars 1893.	M			Cou.		Iodure à l'int. et à l'ext. Incision.	Guérison.
31	Pollosson et Pauly. Soc. des sc. méd. de Lyon, mai 1893.	M	65		Cou, au-dessous du max. gauche.			

N°	Auteurs.	Sexe	Age	Durée	Siége	Ganglions	Traitement	Résultats et observations
32	Netter. Soc. méd. des hôp., nov. 1893.	F	30 ans		Thorax, fistule thoracique.		Iodure à l'int.	Guérison.
33	Poncet. Gaz. hebd. de méd. et de chir., 20 avril 1895.	M	20		Région parotidienne et fosse temporale gauche.		Iodure.	?
34	»	M	16		Région temp. max. g.		2 int. chir. iod. à l'int.	Mort.
35	»	M	50		Rég. de la br. mont.		Curettage, iodure.	Guérison.
36	Poncet. Mercr. méd., 15 juin 1895.	M	54		Joue et rég. temporomaxillaire gauche.		Iodure.	Guérison.
37	Ziegler. Munich. méd. Woch., p. 406, 7 juin 1893.				Face et cou.			
38	Partsb. Centralblatt. f. pracht. Augenheilk, juin 1893.				Actinomycose des paup. rég. tempor. départ max. sup.		Curettage.	Guérison.
39	Anderson. Méd. chir. Transact. LXXV, p. 103, 1844.				Face et cou.			Guérison.
40	Haube. Ann. méd. du N.-E., 3, p. 74, 1844.				Face.		Iodure.	Guérison.
41	Zehmeister. Bull. M. 17 avril 1895.				Joue droite.		Iodure 2,50 du 13 février au 16 mars.	Guérison complète.

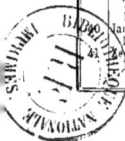

TABLE DES MATIÈRES

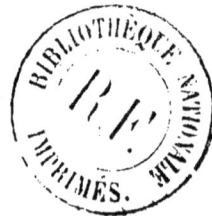

Albi, Imp. Henri Amalric, 14, rue de l'Hôtel-de-Ville. — 1895 — 821

www.ingramcontent.com/pod-product-compliance
Lightning Source LLC
Chambersburg PA
CBHW071304200326
41521CB00009B/1905